Informatorium voor Voeding en

Majorie Former • Gerdie van Asseldonk
Jacqueline Drenth • Jolanda van Duinen
(Redactie)

Informatorium voor Voeding en Diëtetiek

Dieetleer en Voedingsleer – Supplement – september 2014 – 87

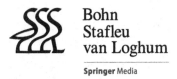

Bohn
Stafleu
van Loghum

Springer Media

Houten 2014

ISBN 978-90-368-0696-1

Samensteller(s) en uitgever zijn zich volledig bewust van hun taak een betrouwbare uitgave te verzorgen. Niettemin kunnen zij geen aansprakelijkheid aanvaarden voor drukfouten en andere onjuistheden die eventueel in deze uitgave voorkomen.

NUR 894
Ontwerp omslag: Studio Bassa, Culemborg
Automatische opmaak: Crest Premedia Solutions (P) Ltd., Pune, India

Bohn Stafleu van Loghum
Het Spoor 2
Postbus 246
3990 GA Houten

www.bsl.nl

Inhoud

Redactioneel

In deze uitgave van het *Informatorium voor Voeding & Diëtetiek* zijn vijf hoofdstukken aangepast aan de laatste wetenschappelijke inzichten.

Voedingsleer

In het deel Voedingsleer is het hoofdstuk **Evidence-based diëtetiek** geactualiseerd door mw. dr. N.M. de Roos van de Wageningen Universiteit, afdeling Humane Voeding.

Diëtisten moeten in toenemende mate hun handelen kunnen onderbouwen met onderzoeksgegevens. Belangrijk onderdeel van dit 'evidence-based' handelen is het kunnen vinden en interpreteren van geschikte onderzoeksartikelen. In dit hoofdstuk wordt uitgelegd wat de waarde is van evidence-based handelen voor de diëtist en worden de verschillende stappen van het evidence-based handelen beschreven. Verder geeft het hoofdstuk praktische adviezen om het evidence-based werken tot een vast onderdeel van het eigen handelen te maken. Een praktisch handvat voor elke diëtist.

Diëtetiek

In het deel Diëtetiek zijn geactualiseerd:

- **Voeding bij oncologische aandoeningen** door mw. S. Beijer, senior onderzoeker-diëtist in het Integraal Kankercentrum Nederland, locatie Eindhoven, mw. N. Doornink, oncologiediëtist in het Academisch Medisch Centrum te Amsterdam en mw. J. Vogel, oncologiediëtist, voorheen Dr. B. Verbeeten Instituut te Tilburg en Integraal Kankercentrum Nederland, locatie Eindhoven.

Oncologische aandoeningen leiden vaak tot een verslechterde voedingstoestand en een veranderde en ongunstige lichaamssamenstelling (o.a. spierverlies) met een negatief effect op de overlevingskansen en op de kwaliteit van leven. Goede voedingszorg is een belangrijk onderdeel van de totale zorg voor oncologische patiënten, zowel voor aanvang als tijdens en na de behandeling. Daarvoor is het van belang dat hulpverleners beschikken over actuele richtlijnen voor voeding bij kanker in het algemeen en over tumorspecifieke voedingsrichtlijnen in combinatie met adviezen voor beweging.

- **Voeding bij stoma's** door mw. A.M. ter Horst, diëtist, TweeSteden ziekenhuis te Tilburg, en lid van de Netwerk Diëtisten MDL (maag-, darm- en leverziekten).

Oncologische aandoeningen (darmcarcinoom, blaascarcinoom), chronische darmontstekingen (de ziekte van Crohn en colitis ulcerosa), incontinentie en neurologische aandoeningen zijn de meest voorkomende redenen om bij patiënten een stoma te plaatsen. Er wordt onderscheid gemaakt tussen een colostoma, ileostoma en een ileoanale pouch. Het dieet is gericht op het handhaven of verbeteren van de voedingstoestand en het ontlastingspatroon en het omgaan met producten die gas-, geur- en kleurvorming kunnen veroorzaken. De diëtist adviseert over de voedingsinname en past de individuele adviezen aan op de klachten, het gewichtsverloop en de voedingsvoorkeuren van de patiënt.

- **Voedingsadviezen bij lithiumgebruik** door mw. J.A. Melissen-Leeuwen, mw. J.C. Pruissen-Boskaljon en mw. R.C. van Hoorn, allen werkzaam als diëtist bij de Parnassia Groep in Den Haag.

Voor de behandeling van een bipolaire stoornis schrijven psychiaters het medicijn lithium voor. Het middel kan grote stemmingsstoornissen voorkomen of de heftigheid ervan verminderen. Lithium kent echter bijwerkingen die tijdelijk van aard zijn, maar ook bijwerkingen als polyurie, polydipsie, hypothyreoïdie, hyposialie en gewichtstoename die blijvend hinder geven. In dit hoofdstuk wordt behalve op deze bijwerkingen ook ingegaan op het risico van lithiumintoxicatie. Om bijwerkingen te voorkomen en therapietrouw te bevorderen is het zaak de dieetinterventie in te zetten, zodra men start met lithium, aldus de auteurs.

- **Schildklieraandoeningen** door dr. J.W.F. Elte, internist-endocrinoloog.

Aandoeningen van de schildklier komen op alle leeftijden voor. Klachten bij schildklieraandoeningen zijn zeer divers en vaak aspecifiek en worden daarom niet altijd direct herkend. Vrijwel alle schildklieraandoeningen zijn goed te behandelen. Jodium speelt daarin een rol en de laatste jaren is meer bekend geworden over het belang van selenium bij bepaalde schildklieraandoeningen. De diëtist is met name betrokken bij het jodiumbeperkte dieet dat schildkliercarcinoompatiënten krijgen voorgeschreven.

Majorie Former
hoofdredacteur *Informatorium voor Voeding en Diëtetiek*

Hoofdstuk 1
Evidence-based diëtetiek

N.M. de Roos

Samenvatting Diëtisten moeten in toenemende mate hun handelen kunnen onderbouwen met onderzoeksgegevens, ook wel *evidence* genoemd. Belangrijk onderdeel van het evidence-based handelen is het kunnen vinden en interpreteren van geschikte onderzoeksartikelen. In dit hoofdstuk wordt uitgelegd wat de waarde is van evidence-based handelen voor de diëtist en worden de verschillende stappen van het evidence-based handelen beschreven. Uitleg wordt gegeven over het zoeken naar evidence en de verschillende vormen van evidence, gerangschikt van meest tot minst overtuigend. Aan de hand van een checklist kunnen onderzoeksartikelen systematisch worden beoordeeld. Verder geeft het hoofdstuk praktische adviezen om het evidence-based werken tot een vast onderdeel van het eigen handelen te maken. Dit hoofdstuk gaat niet over het zelf opzetten van onderzoek, wel over het interpreteren van onderzoek.

1.1 Inleiding

Het lezen van wetenschappelijke artikelen wordt als belangrijk onderdeel van evidence-based werken gezien. Dit hoofdstuk beschrijft hoe de juiste artikelen gevonden kunnen worden: artikelen die gaan over een relevante patiëntengroep en over de juiste behandelingen of leefstijleffecten.

Het doen van een systematisch literatuuronderzoek is tijdrovend en vereist kennis en vaardigheden. Op diverse terreinen van de diëtetiek zijn de laatste jaren evidence-based behandelrichtlijnen geformuleerd die regelmatig worden aangevuld of bijgesteld. Veel voorwerk is dus al gedaan.

N.M. de Roos (✉)
Universitair docent, Wageningen Universiteit, Wageningen, The Netherlands

© 2014 Bohn Stafleu van Loghum, onderdeel van Springer Media BV
M. Former et al. (Red.), *Informatorium voor Voeding en Diëtetiek*,
DOI 10.1007/978-90-368-0697-8_1

1.1.1   Evidence

Evidence is *onderbouwing*: uitleg waarbij wetenschappelijke literatuur genoemd wordt en waarvan de juistheid en recentheid te achterhalen is. Dit in tegenstelling tot *informatie*, die veelal bestaat uit beweringen die op zich waar kunnen zijn, maar die nauwelijks te verifiëren zijn (Sackett et al. 1996). Evidence is een term die uit het Engels is overgenomen. Hoewel evidence soms vertaald wordt als 'bewijs' (*proof* in het engels) is dit niet juist. Bij bewijs denken we aan 100 procent zekerheid, maar evidence of onderbouwing kan variëren van zeer zwak tot overtuigend. Dit laatste – een overtuigende relatie tussen voeding en ziekte – komt in voedingsonderzoek nauwelijks voor: van de voedingsrichtlijnen van de Gezondheidsraad (2006) behoren vrijwel alle onderzochte relaties tussen voedingsstoffen en ziekte tot de categorie 'waarschijnlijk' (Breedveld, 2007).

1.2   Evidence-based handelen

In de gezondheidszorg wordt in toenemende mate verwacht dat diagnostiek en behandeling onderbouwd kunnen worden. Door de hoge kosten en de groeiende vraag naar gezondheidszorg zullen (para)medici hun handelen moeten kunnen verantwoorden om zo efficiënt mogelijk om te gaan met mensen en middelen. Dit geldt voor de geneeskunde als geheel, maar ook voor behandelingen als fysiotherapie en diëtetiek. De HBO-raad stelt dat het toepassen van onderzoeksresultaten gestimuleerd moet worden. Daarnaast dienen professionals ondersteund te worden in het expliciteren van hun klinische expertise, het beschikbaar maken van deze expertise voor kritische analyse en het genereren van nieuwe kennis.

Het signaleren van een vraag of een onzekerheid over een behandeling en het vervolgens gestructureerd op zoek gaan naar informatie zijn belangrijke kenmerken van evidence-based werken. Voor de aanpak worden vijf praktische stappen onderscheiden (Sackett et al. 1996):

1. het formuleren van een vraagstelling;
2. het opzoeken van gegevens (evidence) die de vraag beantwoorden;
3. het beoordelen van de evidence;
4. het implementeren van de nieuwe kennis in de praktijk;
5. het evalueren van het effect.

1.2.1   Evidence-based diëtetiek

De Amerikaanse vereniging voor diëtisten (ADA, www.eatright.org) omschrijft *evidence-based diëtetiek* als het verlenen van professionele voedingszorg, gebaseerd op de hoogste mate van onderbouwing, professionele kennis en de wensen en mogelijkheden van de cliënt. De onderbouwing kan bestaan uit gepubliceerde onderzoeksresultaten, maar ook uit (inter)nationale richtlijnen, consensusverklaringen, meningen van experts en eigen gegevens. Een bespreking van deze verschillende vormen van evidence wordt gegeven in par. 1.3.3.

De Nederlandse Vereniging van Diëtisten (www.nvdietist.nl) heeft het evidence-based werken in het beroepsprofiel van de diëtist opgenomen. Ze noemt hiervoor de volgende redenen.

- Mondigheid van cliënten: cliënten kunnen zich door internet vaak goed informeren over gezondheid en ziekte. Voor cliënten is het echter niet altijd mogelijk om in te schatten welke informatie betrouwbaar is. De diëtist zou hierin getraind moeten worden.
- Overheid, artsen en zorgverzekeraars vragen vaker om een wetenschappelijke onderbouwing. Ook cliënten (en de diëtist zelf) willen steeds vaker weten of de behandelingen die zij volgen (c.q. toepassen) wetenschappelijk zijn onderbouwd. Dit betekent dat diëtisten vaker moeten kunnen verantwoorden wat zij doen. Ook moeten zij op de hoogte zijn van (nieuwe) wetenschappelijke inzichten op het gebied van voeding en deze kunnen vertalen naar cliëntgerichte vragen in de praktijk.
- Diëtisten zijn steeds vaker betrokken bij (multidisciplinair) wetenschappelijk onderzoek naar het effect van voedingsvoorschriften en ontwikkelingen ten aanzien van voedingsmiddelen. Om hieraan een goede bijdrage te kunnen leveren is gedegen kennis van evidence-based werken nodig.

Niet elke diëtist zal zich in dezelfde fase van het evidence-based handelen bevinden. De een zal vooral bestaande richtlijnen toepassen, terwijl de ander lid is van een commissie die een richtlijn schrijft. Dit alles is natuurlijk afhankelijk van werkomstandigheden en persoonlijke vaardigheden en ambities. In welke fase je je ook bevindt als diëtist, een kritische werkhouding en de wil en durf om te veranderen zijn sleutelwoorden om het evidence-based werken tot een succes te maken.

1.3   De vijf stappen van evidence-based handelen

In deze paragraaf zullen de vijf stappen in het evidence-based werken worden toegelicht, te weten de vraagstelling, het zoeken van evidence, het beoordelen van evidence, het implementeren van inzichten en het evalueren van je handelen.

1.3.1   Stap 1 – Het formuleren van een vraagstelling

Bij de behandeling van een patiënt maak je voortdurend keuzes, bijvoorbeeld of sondevoeding noodzakelijk is voor een patiënt met slikklachten en gewichtsverlies. Een groot deel van deze vragen kan direct worden beantwoord op basis van vakkennis of ervaring. Maar er zullen ook vragen zijn waarop je het antwoord niet direct weet. Om deze vragen te beantwoorden is een concrete (klinische) vraagstelling nodig om in de veelheid van wetenschappelijke artikelen het juiste antwoord te vinden. Een hulpmiddel hierbij is de engelse afkorting PICO (Patient (Problem),

Tabel 1.1 De PICO-elementen uit een klinische vraag.

	Engelse term	Uitleg
P	patient (problem)	patiëntengroep of aandoening waarover je informatie wilt opzoeken
I	intervention	afhankelijk van het soort onderzoek: • de test of de meting (diagnose) • de behandeling (therapie) • de oorzaak (etiologie van ziekte) • de voorspellende factor (prognose)
C	comparison	vergelijkende interventie (placebo, controle, of standaardbehandeling) indien van toepassing
O	outcome	uitkomst van de behandeling, het effect

Intervention, Comparison en Outcome), die de vier elementen van een klinische vraag omschrijft (Tabel 1.1).

Voorbeeld

U wilt weten of u visoliecapsules moet adviseren aan patiënten met hartritmestoornissen. Om het antwoord op deze vraag te vinden zal eerst de (vage) vraag omgezet moeten worden naar een klinische vraag:

P = patiënten met hartritmestoornissen (alleen volwassenen? patiënten met of zonder een pacemaker?)

I = visolie-capsules, ofwel de n-3-vetzuren EPA en DHA

C = in vergelijking met een placebo (bijvoorbeeld andere vetzuren)

O = de uitkomst, bijvoorbeeld minder sterfte, of minder hartritmestoornissen

De klinische vraag wordt bijvoorbeeld: 'Geeft suppletie met visoliecapsules een vermindering van hartritmestoornissen bij patiënten met hartritmestoornissen zonder pacemaker?'

Het voorbeeld betrof het effect van *behandeling*. Ook over het stellen van de juiste diëtistische *diagnose* kun je vergelijkbare vragen formuleren. Bijvoorbeeld of de tijdrovende dietary history-methode kan worden vervangen door een snellere voedselfrequentiemethode bij patiënten met chronische ziekten. Of het nut van het meten van energieverbruik om de hoeveelheid sondevoeding op af te stemmen bij patiënten op de IC, in plaats van het verstrekken van een standaardhoeveelheid sondevoeding van 2000 kcal per dag.

1.3.2 Stap 2 – Het zoeken naar evidence

Het zoeken naar evidence is de laatste jaren tegelijk gecompliceerder en eenvoudiger geworden: gecompliceerder door de enorme hoeveelheid wetenschappelijke artikelen en eenvoudiger door de komst van internet. Tot een jaar of tien geleden waren artikelen over voeding, dieetbehandeling, medicatie en ziekte slechts in beperkte mate toegankelijk voor de meeste diëtisten. Ook onderzoekers beperkten zich vaak tot een beperkt aantal tijdschriften, waardoor veel data ongebruikt bleven. Met de komst van internet steeg de beschikbare informatie explosief: alleen al via de zoekmachine PubMed (www.pubmed.gov) zijn meer dan 17 miljoen artikelen op te zoeken. Het enorme aanbod aan informatie is nauwelijks nog goed bij te houden. Samenvattingen van individuele onderzoeken in richtlijnen, reviews en meta-analyses bieden uitkomst om met beperkte inspanning snel en eenvoudig informatie te vergaren over een onderwerp. In deze paragraaf worden de verschillende soorten evidence besproken en wordt aangegeven waar ze kunnen worden gevonden.

Evidence-based richtlijnen

Een richtlijn is een document met aanbevelingen en handelingsinstructies ter ondersteuning van de besluitvorming van professionals. Omdat richtlijnen betrekking hebben op groepen patiënten of de 'gemiddelde patiënt' kunnen ze in de praktijk niet altijd geheel gevolgd worden. Richtlijnen dienen (in tegenstelling tot protocollen) als leidraad, niet als instructie.

Richtlijnen worden gewoonlijk samengesteld door (multidisciplinaire) commissies. In evidence-based richtlijnen wordt systematisch aangegeven hoe goed de onderbouwing is voor de aanbevelingen die worden gedaan.

De voor diëtetiek bruikbare (en veelgebruikte) evidence-based richtlijnen zijn:

- *CBO-richtlijnen* (www.cbo.nl, het Centraal BegeleidingsOrgaan voor de intercollegiale toetsing): o.a. coeliakie, eetstoornissen, obesitas, peri-operatieve voeding;
- *ESPEN-guidelines* (www.espen.org): o.a. Guidelines for nutrition screening; bioelectrical impedance analysis; enteral nutrition.

Dieetbehandelingsprotocollen

Een protocol kan worden omschreven als een document dat in het algemeen lokaal is ontwikkeld en waarmee uniformiteit wordt nagestreefd in het (para)medisch handelen met betrekking tot een bepaalde doelgroep of een specifiek(e) indicatie(gebied). Een protocol is niet altijd gebaseerd op '(best) evidence', maar wel vaak op consensus (website Nederlands Paramedisch Instituut (NPi), www.paramedisch.org).

Het begrip 'dieetbehandelingsprotocol' wordt wel gedefinieerd als een schriftelijke vastlegging van de procedure die de diëtist in het algemeen dient te volgen bij de behandeling van een patiënt met een bepaald ziektebeeld. Een dieetbehandelingsprotocol is daarmee minder vrijblijvend dan een richtlijn.

In 1998 is door het NPi in samenwerking met de NVD een inventarisatie gedaan naar bestaande protocollen. Een database met protocollen is echter nog niet beschikbaar.

Handboeken

Gegevens die nauwelijks aan verandering onderhevig zijn, kunnen prima in handboeken worden opgezocht. Voorbeelden zijn structuurformules, fysiologische processen, anatomie van het lichaam en normaalwaarden voor laboratoriumbepalingen. Handboeken ouder dan 10-20 jaar zijn wellicht aan vervanging toe. Vaktijdschriften bespreken regelmatig nieuwe handboeken.

Via internet kan steeds vaker in gedigitaliseerde boeken worden gezocht. De website van het NCBI waarop PubMed wordt aangeboden (http://www.ncbi.nlm. nih.gov/) kan bijvoorbeeld gebruikt worden voor het opzoeken van informatie in (medische) boeken (Search *Books* in plaats van PubMed).

Reviews en meta-analyses

Een *review* is een samenvatting van onderzoeken op een bepaald gebied. Door een review te lezen kun je snel een indruk krijgen van de relatie tussen een voedingsstof en ziekte. Een *systematische* review beschrijft gedetailleerd welke studies worden beschreven, dus welke zoektermen en welke criteria zijn gebruikt om studies wel of niet in het review op te nemen. Een systematische review is daardoor betrouwbaarder dan een 'gewone' review. Reviews zijn echter vooral kwalitatieve beschrijvingen van een relatie tussen voedingsstof en ziekte.

Een *meta-analyse* gaat een stap verder. Dit is een systematische review waarbij de resultaten van een aantal vergelijkbare klinische studies worden gebundeld en herberekend. Hierdoor wordt het mogelijk om met een grotere betrouwbaarheid een uitspraak te doen over het effect van een interventie of behandeling. Dit wordt vaak gedaan als er al diverse studies zijn gepubliceerd, maar er nog geen duidelijke relatie is gevonden, bijvoorbeeld omdat de studies te klein waren. Een andere reden voor een meta-analyse kan zijn dat men op zoek is naar een dosis-effectrelatie. Meta-analyses zijn betrouwbaar door hun grote omvang en vaak zeer strenge criteria voor het opnemen van studies. Ze worden dan ook bij voorkeur gebruikt in richtlijnen en protocollen.

Uitstekende reviews op het gebied van voeding en ziekte zijn te vinden in de Cochrane Library (www.thecochranelibrary.com). Via de database Pubmed zijn reviews en meta-analyses bovendien eenvoudig aan te vinken als zoekcriterium.

Onderzoeksartikelen

Wetenschappelijke artikelen zijn op diverse, goed toegankelijke manieren te vinden. Diëtisten (of hun instellingen) met abonnementen op tijdschriften zullen zich als eerste daarop richten. Er zijn echter diverse wetenschappelijke bronnen die zonder abonnement beschikbaar zijn. Via de website http://scholar.google.nl zijn kosteloos volledige artikelen te vinden op verschillende wetenschapsgebieden, waaronder biologie, geneeskunde en sociale wetenschappen. Ook via PubMed Central kan in een online database van gratis *life sciences* artikelen gezocht worden (www. pubmedcentral.nih.gov/).

Tabel 1.2 CBO-indeling voor het beoordelen van evidence.

A1	• systematische review en meta-analyse
A2	• *experimenteel*: gerandomiseerd placebogecontroleerd dubbelblind onderzoek • *observationeel*: prospectief cohortonderzoek van voldoende omvang en follow-up, waarbij adequaat gecontroleerd is voor 'confounding' en waarbij selectieve follow-up voldoende is uitgesloten
B	• *experimenteel*: vergelijkend onderzoek, maar niet met alle kenmerken als genoemd onder A2 • *observationeel*: patiënt-controleonderzoek, cohort-onderzoek van mindere kwaliteit dan genoemd onder A2
C	• niet-vergelijkend onderzoek
D	• mening van deskundigen

De online database PubMed (www.pubmed.gov) is zeer geschikt om gestructureerd te doorzoeken. Ook zonder voorkennis of uitleg kunnen artikelen worden gezocht. Zelfs het simpelweg intikken van een slordige zoekterm (bijvoorbeeld *fish oil cardiovascular disease*) levert meestal direct enkele bruikbare artikelen. Om gestructureerder en specifieker te zoeken zijn gebruiksvriendelijke opties ingebouwd die snel te leren zijn. Het gebruik van de *MeSH database* voor de selectie van zoektermen en het toepassen van *limits* zijn hier voorbeelden van. De eigen *tutorials* van PubMed zijn uitstekende korte instructies om efficiënter van de database gebruik te leren maken.

Voor instructies in het Nederlands is het boekje *'Praktische handleiding Pub-Med'* (uitgeverij Bohn Stafleu van Loghum) bijzonder geschikt. Ook op de website van het CBO (www.cbo.nl) is een handleiding te vinden.

1.3.3   Stap 3 – Het beoordelen van evidence

Voor het beoordelen van evidence zijn diverse scoresystemen ontwikkeld, onder andere door het CBO (Tabel 1.2).

A1
De categorie A1 betreft gestructureerde analyses van vergelijkbare onderzoeken. Hierbij wordt een onderscheid gemaakt. Ten eerste zijn er de zogeheten meta-analyses, waarbij de resultaten van meerdere zeer goed vergelijkbare onderzoeken worden samengenomen ('gepooled') en dit samengestelde resultaat opnieuw statistisch wordt geanalyseerd. Zijn de onderzoeksgegevens van de individuele publicaties van dien aard dat zij niet 'gepooled' kunnen worden, maar wel goed kunnen worden vergeleken, dan spreken we van een 'systematische review' of 'structured review'. Zowel aan de meta-analyse als aan de systematische review worden strenge eisen gesteld met betrekking tot de aard en kwaliteit van de deelnemende publicaties.

A2 en B
Categorie A2 is de meest gebruikte bron voor evidence-based handelen. Bij categorie B is bijvoorbeeld sprake van het ontbreken van een gerandomiseerd design of zijn de proefpersonen en/of onderzoekers niet geblindeerd voor de behandeling.

Blindering is niet altijd mogelijk, bijvoorbeeld als de interventies duidelijk verschillend zijn. Zo kan een energiebeperkt dieet met of zonder bewegingsinterventie onmogelijk worden geblindeerd. Resultaten van onderzoeken uit categorie B zijn minder betrouwbaar dan uit categorie A. Op de website van het CBO zijn checklists te vinden, waarmee de kwaliteit van artikelen – en daarmee de indeling in A2 of B –kan worden beoordeeld (www.cbo.nl).

C en D

De categorieën C en D kunnen in het algemeen geen basis vormen voor evidence-based richtlijnen. Dat wil niet altijd zeggen dat rapporten in deze categorieën geen waarde hebben. Zij kunnen bijdragen aan dat wat we 'body of evidence' noemen. Een voorbeeld van 'niet-vergelijkend onderzoek' kan de registratie van eigen pati-entengegevens zijn.

Om het scoresysteem van het CBO te kunnen toepassen is het noodzakelijk om onderscheid te kunnen maken tussen de verschilende typen onderzoek. Een beschrijving van de verschillende typen onderzoek wordt gegeven in bijlage 1 (par. 1.6). Een checklist voor de beoordeling van onderzoeksartikelen wordt gegeven in bijlage 2 (par. 1.7).

Een snelle graadmeter voor de kwaliteit van een artikel is het tijdschrift waarin het is gepubliceerd: tijdschriften van hoge kwaliteit, hetgeen meestal tot uitdrukking komt in een hoge zogenaamde *citation index*[3], hebben een strenge *peer-review*-procedure[4], waardoor alleen artikelen van hoge kwaliteit worden gepubliceerd. Grote methodologische fouten en misplaatste interpretaties van de resultaten zijn in deze tijdschriften onwaarschijnlijk.

1.3.4   Stap 4 – Het implementeren van nieuwe inzichten

In de vorige drie stappen is allereerst een vraag geformuleerd, evidence gezocht en vervolgens beoordeeld om tot een beantwoording van de vraag te komen. Het antwoord kan inhouden dat een bestaande methode of behandeling aangepast zou moeten worden. In de praktijk blijkt deze stap erg lastig te zijn.

Ten eerste moet beoordeeld worden of de resultaten uit onderzoek toepasbaar zijn op een individuele patiënt. Hoe vergelijkbaar is jouw patiënt met de patiënten uit de wetenschappelijke studies? Hoe groot is het voordeel voor jouw patiënt als je het beleid aanpast, of hoe nadelig is het als je dat niet doet?

Wanneer je als diëtist als enige behandelaar bij je patiënt betrokken bent, is aanpassing van de behandeling vaak eenvoudig. De enige met wie overlegd moet worden is de patiënt. Samen met de patiënt kunnen de voor- en nadelen van een nieuwe

---

[3] Een getal dat aangeeft hoe vaak in een bepaald jaar naar artikelen in het tijdschrift werd verwezen, gedeeld door het totale aantal artikelen dat in dat jaar in het tijdschrift werd gepubliceerd. De citation index (ook wel *impact factor*) van een tijdschrift kan worden gevonden via google of via de website van het tijdschrift.

[4] Deze procedure houdt in dat het manuscript door de editor van het tijdschrift naar één tot drie experts wordt verzonden voor schriftelijke beoordeling van de kwaliteit. Alleen manuscripten van voldoende kwaliteit worden gepubliceerd.

behandeling of nieuwe test besproken worden. De wensen en voorkeuren van de patiënt moeten hierin goed gehoord worden.

Wanneer meerdere disciplines bij een patiënt betrokken zijn, zullen ook zij ervan overtuigd moeten worden dat een verandering wenselijk is. Het kort en bondig kunnen samenvatten van beschikbare evidence is hierbij een groot voordeel. Bespreek je motivatie eventueel vooraf met andere disciplines in multidisciplinair overleg.

1.3.5 Stap 5 – Het evalueren van het effect

Wanneer een bestaande behandeling wordt aangepast aan nieuwe inzichten, zal deze nieuwe behandeling geëvalueerd moeten worden. Hierbij kan zowel de effectiviteit als de doelmatigheid beschreven worden.

De *effectiviteit* van een behandeling is het effect dat gemeten kan worden als alle patiënten zich 100% aan hun dieetadvies of andere instructies houden. Effectiviteit kan eigenlijk alleen onder goed gecontroleerde omstandigheden (zoals in sommige interventieonderzoeken) worden gemeten. In de praktijk vertonen niet alle patiënten 100% therapietrouw en daarom wordt bij voorkeur over *doelmatigheid* van een behandeling gesproken. De doelmatigheid is het effect van een behandeling in de dagelijkse praktijk. In het Engels wordt hiervoor de term 'intention to treat' gebruikt. Als diëtist heb je met deze laatste vorm van effect te maken.

Voor het beoordelen van behandelingseffecten kunnen formulieren worden gemaakt, waarop per patiënt de follow-upmetingen genoteerd kunnen worden. Bij herhaalde metingen aan patiënten kan het van belang zijn om de omstandigheden zoveel mogelijk te standaardiseren (tijdstip van de dag, al dan niet nuchter zijn, contact met dezelfde diëtist, enz.).

1.4 Praktische adviezen voor evidence-based handelen

1.4.1 Houd relevante wetenschappelijke literatuur bij

In de dagelijkse praktijk blijkt het lastig te zijn om op de hoogte te blijven van de nieuwste artikelen in het vakgebied. Vooral het zoeken in Pubmed kan tijdrovend zijn. Hierna wordt een aantal tips besproken om zonder al te veel moeite bij te blijven.

1.4.2 Maak gebruik van e-mail alerts van tijdschriften

Bij diverse tijdschriften bestaat de (gratis) mogelijkheid om maandelijks een e-mail te ontvangen wanneer er een nieuw nummer is verschenen ('issue alert'). Soms is het ook mogelijk de inhoudsopgave via e-mail te ontvangen. Bij de *American Journal of Clinical Nutrition* heet dit 'eTOC': electronic table of contents. Het voordeel van deze service is dat je in je eigen mailbox de inhoudsopgave kunt inzien om te beoordelen of er interessante artikelen zijn verschenen – je hoeft dus niet door te klikken naar een andere website.

1.4.3 Maak gebruik van Pubmed-updates

Een andere handige service is het via e-mail ontvangen van nieuwe artikelen die aan jouw persoonlijke zoektermen voldoen. Via Pubmed kun je na registratie en invoer van zoektermen regelmatig updates ontvangen in de vorm van een literatuurlijst die aan de zoektermen voldoet. Afhankelijk van hoeveel artikelen over een bepaald onderwerp uitkomen, maak je de zoekstrategie strikt of juist ruim.

1.4.4 Organiseer een journal-club

Een journal-club is een groepje diëtisten (eventueel aangevuld met studenten, stagiairs of onderzoekers), die regelmatig bij elkaar komen om artikelen te bespreken die ze vooraf hebben gelezen. De onderzoeksvraag, de studie-opzet, de kwaliteit van de studie en de resultaten worden kritisch besproken, eventueel aan de hand van een checklist (par. 1.7). Ook de relevantie voor de praktijk kan besproken worden: zijn de resultaten die in het artikel worden gepresenteerd zo belangrijk dat het eigen handelen aangepast zou moeten worden?

Het gezamenlijk bespreken van één of meer artikelen is een goede oefening in het lezen van artikelen en kan een stimulans zijn om regelmatig naar nieuwe artikelen te zoeken.

1.4.5 Bezoek (internationale) congressen op je vakgebied

Op congressen wordt de laatste stand van zaken op het gebied van diagnose, preventie of behandeling van patiënten gepresenteerd. Vaak bevatten presentaties nieuw, nog niet gepubliceerd materiaal. Tevens is het een goede manier om in gesprek te komen met diëtisten of onderzoekers, zeker tijdens posterpresentaties. Voor een actueel overzicht kan de website van de IUNS (International) worden geraadpleegd: http://www.iuns.org/.

Tijdschriften op het gebied van voeding en diëtetiek waar je je zonder abonnement kunt registreren voor het ontvangen van (een link naar) de inhoudsopgave:

American Journal of Clinical Nutrition (issue alert, eTOC)	www.ajcn.org
Clinical Nutrition (issue alert)	http://www.sciencedirect.com/science/journal/02615614
Journal of the American Dietetic Association (TOC alert, save searches)	www.adajournal.org
European Journal of Clinical Nutrition (e-alerts)	http://www.nature.com/ejcn/index.html
Journal of Human Nutrition and Dietetics (e-alerts, save searches)	http://onlinelibrary.wiley.com/maintenance/

1.5   Bijlage 1 Typen voedingsonderzoek

1.5.1   I. Observationeel (epidemiologisch) onderzoek

Cohortonderzoek (evidence level A2)

Een cohort is een (grote) groep mensen die gevolgd wordt in de tijd. Er wordt bij-gehouden wie er ziek worden (of overlijden) en wie niet, en of dit afhankelijk is van gedrag (voeding) of eigenschappen aan het begin van de studie.

Uitkomsten worden vaak gepresenteerd als relatief risico (RR) of hazard ratio (HR). Ook kan een overlevingscurve (vaak: Kaplan-Meier survival curve) worden gebruikt om verschillen in sterfte of ziekte tussen groepen weer te geven.

Case-control onderzoek (evidence level B)

Een case-control study (patiënt-controleonderzoek) kijkt terug in de tijd; van zieke en gezonde personen wordt het gedrag in het verleden vergeleken. Dit wordt ook wel een retrospectieve studie genoemd.

Als de deelnemers onderdeel waren van een cohort, dan wordt van een 'nested case-control study' gesproken. Retrospectief onderzoek waarbij het gedrag in het verleden wordt *nagevraagd* is gevoelig voor verschillen in selectief geheugen tus-sen patiënten en gezonde deelnemers.

Uitkomsten worden vaak gepresenteerd als odds ratio (OR).

Cross-sectioneel onderzoek (evidence level C)

Dit is niets anders dan onderzoeken of er een verband (correlatie) is tussen bloot-stelling (bijv. voedselconsumptie) en ziekte op één moment in de tijd. Een verband hoeft niet oorzakelijk te zijn: grijs haar is gerelateerd aan Alzheimer, maar niet de veroorzaker!

Ecologische studie (evidence level B)

In een ecologische studie worden bevolkingsgroepen (vaak landen) met elkaar ver-geleken. De inneming in de diverse landen wordt gerelateerd aan de prevalentie van ziekte. Dit type onderzoek is erg gevoelig voor *confounding*: factoren die zowel aan de ziekte als aan de blootstelling (voedselconsumptie, leefstijl) gerelateerd zijn. Voorbeelden zijn genetische verschillen, rookgedrag, enzovoort.

1.5.2   II. Experimenteel (interventie) onderzoek

Randomized controlled trial RCT (evidence level A2)

Dit betreft interventieonderzoek waarbij de behandelingen door het lot (random) zijn toegewezen. Van belang bij dit type onderzoek is dat noch de patiënt of proefpersoon noch de onderzoekers die de analyses verrichten weten wie welke behandeling krijgt (blindering). Pas bij de uiteindelijke statistische analyse wordt deze 'sleutel' gebroken.

Er zijn twee opzetten mogelijk: de 'cross-over'-opzet en de parallelle opzet. Bij de cross-over-opzet krijgt elke patiënt of proefpersoon alle behandelingen (meestal twee) in willekeurige volgorde. Het effect van de behandelingen wordt dus bij alle patiënten getest. Bij meer dan twee behandelingen wordt ook wel van een *Latin square*-opzet gesproken. Iets minder elegant is de parallelle methode, waarbij twee (of meer) groepen gemaakt worden die elk één van de behandelingen krijgen. Het behandelingseffect wordt dus tussen de groepen patiënten getest. Deze opzet heeft de voorkeur bij langdurige interventies of bij behandelingen die een langdurig na-effect hebben. Denk hierbij aan energiegereduceerd dieet ten behoeve van gewichtsverlies.

Als uitkomst wordt vaak het verschil tussen de groepen gepresenteerd, meestal getoetst met een gepaarde (cross-over-onderzoek) of ongepaarde (parallelonderzoek) t-toets.

Niet-gerandomiseerd of niet-geblindeerd onderzoek (evidence level B)

Randomisering is belangrijk om systematische verschillen tussen de behandelingen uit te sluiten. Wanneer (dieet)behandelingen niet worden gerandomiseerd, kunnen effecten het gevolg zijn van verschillen in medische behandeling, demografische kenmerken of genetische verschillen. Hoewel het randomiseren van behandelingen vaak niet praktisch is (het is veel simpeler om bijvoorbeeld één behandeling per ziekenhuis toe te passen) is het toch een belangrijk kwaliteitscriterium van experimenteel onderzoek.

Blindering is niet altijd mogelijk. Wanneer een behandeling 'open' (niet geblindeerd) wordt gegeven, bestaat de mogelijkheid dat patiënten of deelnemers zich anders gaan gedragen of voelen, afhankelijk van de behandelingsgroep waarin ze zich bevinden. Dit kan de resultaten van de studie beïnvloeden.

Niet-vergelijkend onderzoek (evidence level C)

Wanneer wel een interventie (behandeling) wordt toegepast, maar deze niet wordt vergeleken met een controle- of placebobehandeling, zijn de resultaten niet geheel toe te schrijven aan de interventie. Het is immers niet mogelijk om te corrigeren voor spontane veranderingen in de tijd.

Dit type onderzoek is vergelijkbaar met behandelingen in de praktijk: je vergelijkt de situatie van de patiënt voor en na behandeling.

1.6   Bijlage 2: Checklist voor het lezen van wetenschappelijke artikelen

1. Wat voor soort artikel is het?
Voorbeelden in volgorde van meest naar minst overtuigend:

- meta-analyse;
- (systematische) review of overzichtsartikel;
- experimentele (interventie)studie: randomized controlled clinical trial (RCT), overige;
- observationele studie: cohortstudie (prospectief), case-control study (retrospectief);
- case-report/casuïstische mededeling (beschrijving van één patiënt).

2. Wat is de vraagstelling of het doel in deze studie?
3. Wat is de studie-opzet (*design*). Was die geschikt om de vraagstelling te beantwoorden?
Voorbeelden:

- lineair design: vergelijking van eindwaarde met beginwaarde;
- twee of meer behandelingsgroepen; vergelijking van behandelingseffect;
- één groep die meerdere behandelingen na elkaar krijgt (bijv. cross-over design); vergelijking van eindwaarden of van veranderingen.

4. Wie (of wat) wordt er bestudeerd?

- Patiënten of gezonde deelnemers?
- Is de onderzochte groep representatief voor de gehele populatie?
- Hoeveel deelnemers? Is dat aantal voldoende (is er een zogehten powerberekening gemaakt)?
- Hoe werden de proefpersonen geselecteerd? (advertentie, huisarts, ziekenhuis)
- Wat zijn de demografische kenmerken van de studiepopulatie? (burgerlijke staat, leeftijd, enz.)
- Waren er confounders? (storende factoren die mogelijk de uitkomst beïnvloeden)

5. Welke methoden werden gebruikt voor de verkregen data?

- Waren deze betrouwbaar en valide (meten ze wel wat ze moeten meten)?
- Waren ze klinisch relevant?
- Welke standaarden of referentiewaarden werden gebruikt?

6. Welke statistische methoden werden gebruikt?

- Waren deze geschikt voor het gekozen studiedesign en de aard van de data?

7. Wat waren de resultaten?

- Wat is de boodschap van de figuren en de tabellen en de tekst?

- Zijn de resultaten beïnvloed door bijvoorbeeld de omvang van de studiepopulatie of de gebruikte methoden?
- Zijn er uitvallers? In hoeverre beïnvloeden zij de resultaten?
- Waren er negatieve effecten van de behandeling waar te nemen?
- Vind je de uitkomsten geloofwaardig?

8. Wat zijn de conclusies van de auteurs?

- Worden de conslusies volgens jou voldoende ondersteund door de resultaten?
- Passen de bevindingen in de contekst van andere kennis (literatuur, biologische plausibiliteit)?

9. Wat waren de beperkingen van deze studie?
10. Kun je de resultaten gebruiken in de praktijk?
Speciaal bij interventiestudies:

a. Was er een controle- of een placebogroep?	ja/nee
b. Waren de behandelingen gerandomiseerd?	ja/nee
c. Waren patiënten en behandelaars geblindeerd?	ja/nee
d. Waren de groepen vergelijkbaar aan het begin van de behandeling?	ja/nee
e. Is de dieettrouw of 'compliance' gemeten?	ja/nee
f. Zijn de conclusies gebaseerd op alle proefpersonen (intention to treat)?	ja/nee

1.7   Bijlage 3: Statistische begrippen uit het evidence-based handelen

Nederlandse term	Engelse term	Uitleg	Wanneer interessant
p-waarde, overschrijdingskans	p-value	de kans op de gevonden uitkomst als er in werkelijkheid geen effect zou zijn	$p < 0,05$ wordt gezien als statistisch significant
		voorbeeld: door methode X daalde de bloeddruk met 12 mmHg méér dan door placebo ($p=0,03$)	
		De kans dat er een daling van 12 mmHg zou optreden als methode X even (in)effectief was geweest als de placebo, is dus slechts 3%. Omdat deze kans heel klein is, nemen we aan dat methode X effectiever is dan een placebo.	
onbetrouwbaarheid (afgekort als α)	significance level, probability	het afkappunt waaronder de p-waarde als significant wordt beschouwd	wordt vooraf vastgesteld, meestal op $0,05^3$, ook wel 0,01 of 0,1 afhankelijk van het onderzoek
zeggingskracht, power (afgekort als TT	power	de kans op een terecht-positieve (= significante) uitslag	wordt vooraf vastgesteld, meestal op 80% of 90%
mediaan, P50, 50ste percentiel	median, P50, 50th percentile	middelste getal in een oplopende reeks (50% van de metingen ligt hoger of lager)	bij uitschieters die het gemiddelde sterk beïnvloeden is een mediaan 'eerlijker'
standaardafwijking, standaarddeviatie	standarddeviation (SD, σ)	spreidingsmaat (geeft aan hoeveel variatie er is in de uitslagen)	hoe kleiner t.o.v. het gemiddelde, des te minder spreiding en
		Bij een normale (Gauss) verdeling ligt 95% van de uitslagen in het interval: gemiddelde $\pm$ 2SD.	des te groter de kans op een significant effect
betrouwbaarheidsinterval (BI), meestal 95%-BI	confidence interval (CI)	interval waarbinnen je het effect verwacht bij herhaling van de studie	hoe nauwer het interval, des te betrouwbaarder het effect
		voorbeeld: door methode X daalde de bloeddruk met 12 mmHg méér dan door placebo (95%-BI, 5 tot 19 mm Hg)	wijst op significantie als het interval geen 0 bevat (bij verschilmeting) of geen 1 bevat (bij relatief risico)
		Betekenis: als deze studie 100× herhaald zou worden, zou het effect in 95% van de gevallen in het interval 5-19 liggen.	

---

[3] Dit betekent dat je accepteert dat er in 5 van de 100 gevallen eigenlijk geen effect was (dus een toevalsbevinding), terwijl je concludeert (omdat $p < 0,05$) dat er wel een significant effect was. De kans op zo'n vals-positieve conclusie kan verkleind worden naar bijvoorbeeld 0,01.

Nederlandse term	Engelse term	Uitleg	Wanneer interessant
relatief risico (RR)	relative risk	het risico op ziekte in de blootge-stelde groep, gedeeld door dat in de niet-blootgestelde groep *fictief voorbeeld*: het relatief risico op een herseninfarct is 0,7 voor gebruikers van B-vitaminen. Met andere woorden: hun risico is 30% lager.	Een relatief risico is pas 'sterk' als het groter dan 2 (of kleiner dan 0,5) is.
odds-ratio	odds ratio	vergelijking van risico's in patiënt-controleonderzoek; benadert het relatief risico, maar wordt op een andere manier berekend	

Bron: Motulsky H. Intuitive Biostatistics (ISBN 0-19-508607-4). Oxford University Press, USA; 1 edition (september 21, 1995).

Referenties

Breedveld B. Nieuwe Richtlijnen Goede Voeding. *Voeding Nu* 2007; 9(1): 9-12.
Sackett DL, Rosenberg WM, Gray JA, Haynes RB, Richardson WS. Evidence based medicine: what it is and what it isn't. *BMJ* 1996; 312: 71–2.

Aanbevolen boeken op het gebied van evidence-based werken

Scholten RJPM, Offringa M, Assendelft WJJ. *Inleiding in evidence-based medicine. Klinisch han-delen gebaseerd op bewijsmateriaal*. Houten/Antwerpen: Bohn Stafleu van Loghum, 2003.
Sackett DL, Richardson WS, Rosenberg W, Haynes RB. *Evidence-based medicine. How to prac-tice and teach EBM*. New York: Churchill Livingstone, 1997.

Hoofdstuk 2
Voeding bij stoma's

A.M. ter Horst

Samenvatting Een stoma is een kunstmatige uitgang van de darm op de buik-wand. De meest voorkomende redenen waarom een stoma wordt aangelegd zijn oncologische aandoeningen (darmcarcinoom, blaascarcinoom), chronische darm-ontstekingen (Morbus Crohn en colitis ulcerosa), incontinentie en neurologische aandoeningen. Er wordt onderscheid gemaakt tussen een colostoma, ileostoma en een ileoanale pouch.

Het dieet is in het algemeen gericht op het handhaven of verbeteren van de voe-dingstoestand en het ontlastingspatroon en het omgaan met producten die gas-, geur- en kleurvorming kunnen veroorzaken. De diëtist kan patiënten adviseren over de inname van vocht en vezels en past de adviezen aan op de klachten, het gewichts-verloop en de voedingsvoorkeuren van de patiënt.

2.1 Inleiding

Een stoma is een onnatuurlijke of kunstmatige/chirurgisch aangelegde opening die een lichaamsholte verbindt met de buitenwereld (Kuijpers, 2001). Er wordt onder-scheidt gemaakt tussen een colostoma, ileostoma en een ileoanale pouch. Een stoma kan om verschillende redenen worden aangelegd. Samengevat zijn de meest voor-komende redenen waarom een stoma wordt aangelegd oncologische aandoeningen (darmcarcinoom, blaascarcinoom), chronische darmontstekingen (Morbus Crohn en colitis ulcerosa), incontinentie en neurologische aandoeningen (kader 1).

A.M. ter Horst (✉)
Diëtist, TweeSteden ziekenhuis, Lid van de Netwerk Diëtisten MDL (maag-, darm- en leverziekten), Tilburg, The Netherlands

© 2014 Bohn Stafleu van Loghum, onderdeel van Springer Media BV
M. Former et al. (Red.), *Informatorium voor Voeding en Diëtetiek*,
DOI 10.1007/978-90-368-0697-8_2

Een stoma kan tijdelijk, definitief of palliatief zijn. Wanneer een stoma tijdelijk wordt aangelegd gaat de arts ervan uit dat de stoma weer kan worden opgeheven. Bij een definitief stoma is het vaak niet meer mogelijk om de darm op de anus aan te sluiten.

In dit hoofdstuk worden de verschillende stomavormen na elkaar uitgelegd, voorzien van de bijbehorende voedingsadviezen:

- colostoma;
- ileostoma;
- ileoanale pouch.

Kader 1 Indicaties voor het aanleggen van een stoma

Bron: Smelt, 2012

Indicaties voor het aanleggen van een blijvend of tijdelijk *colostoma* zijn:

- bescherming anastomose;
- colitis ulcerosa;
- congenitale afwijkingen;
- enterocutane fistels;
- iatrogeen (gevolg van een complicatie na operatie);
- incontinentie;
- ischemische darm;
- neurologische aandoeningen (multiple sclerose, dwarslaesie);
- obstipatie;
- obstructie;
- ontstekingen/(geperforeerde) diverticulitis;
- perianale problemen;
- trauma;
- tumoren;
- ziekte van Crohn.

Indicaties voor het aanleggen van een blijvend of tijdelijk *ileostoma* zijn:

- bescherming anastomose;
- colitis ulcerosa;
- enterocutane fistels;
- familiaire adenomatosis polyposis (FAP);
- iatrogeen (gevolg van een complicatie na operatie)
- necrose;
- neurologische aandoeningen (multiple sclerose, dwarslaesie);
- ontstekingen/(geperforeerde) diverticulitis;
- perianale problemen;
- slow transit-problematiek;
- trauma;
- tumoren;
- ziekte van Crohn.

2.2   Prevalentie en incidentie

Het Stomaplatform is een netwerk waarin verschillende partijen in Nederland ver-
enigd zijn die betrokken zijn bij stomazorg: patiëntenvereniging, beroepsvereni-
ging, fabrikanten en leveranciers. Dit platform gaat uit van circa 32.000 mensen
met een stoma in Nederland. Daarnaast wordt geschat dat er per jaar 7000 nieuwe
stomadragers bijkomen; hierbij is geen informatie bekend over de verhouding tussen blijvende en tijdelijke stoma (Smelt e.a., 2012).

Het aandeel van patiënten dat een colostoma of ileostoma draagt wordt geschat
op 65 respectievelijk 20 procent. De overige 15 procent zijn patiënten met een uro-
stoma. Deze gegevens zijn gebaseerd op het ledenbestand van de Nederlandse Sto-
mavereniging.

Een ileoanale pouch is zeldzamer. Naar schatting wordt deze in Nederland bij
ongeveer zestig tot tachtig patiënten per jaar aangelegd (Derikx, 2013).

2.3   Colostoma

2.3.1   Anatomie

Bij een colostoma wordt er een kunstmatige uitgang aangelegd vanuit de dikke
darm (colon). De colon wordt door de buikwand naar buiten gebracht en op de huid
vastgezet. De stoma bevindt zich meestal op de linker onderbuik.

Er wordt onderscheid gemaakt tussen een eindstandig colostoma en een dubbelloops colostoma. Bij een eindstandig colostoma wordt het afvoerende deel van de
dikke darm naar buiten gebracht en op de huid vastgezet (Figuur 2.1). Het rectum is
in deze situatie vaak helemaal verwijderd of wordt dichtgehecht achtergelaten in de
buik. Als het rectum nog aanwezig is, functioneert de anus als slijmfistel. Wanneer
het rectum is dichtgehecht, kan tijdens een hersteloperatie de stoma op het rectum-
stompje worden teruggezet en wordt de stoma opgeheven.

Bij een dubbelloops colostoma wordt een dikkedarmlis door de buikwand naar
buiten gebracht (Figuur 2.2). De darmlis wordt geopend en op de huid vastgehecht.
Er bevinden zich twee openingen naast elkaar, namelijk een aanvoerend deel en
een afvoerend deel. Via het aanvoerende deel verlaat de ontlasting het lichaam. Het
afvoerende deel werkt als slijmfistel.

De colostoma functioneert bijna zoals een natuurlijke anus, alleen hebben mensen met een colostoma geen aandrang. De hoeveelheid en vastheid van de ontlasting
die via de colostoma het lichaam verlaat, wordt onder andere bepaald door de resterende lengte van de colon. Hoe meer resterende colon er nog aanwezig is, des te
meer de ontlasting kan 'indikken'.

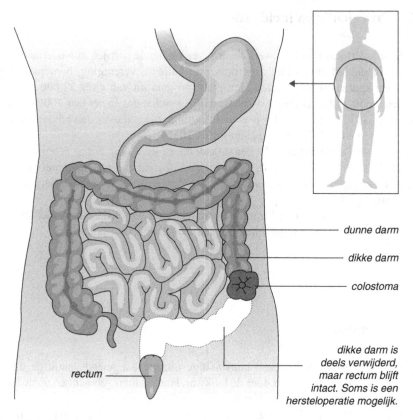

dunne darm

dikke darm

colostoma

dikke darm is deels verwijderd, maar rectum blijft intact. Soms is een hersteloperatie mogelijk.

rectum

Figuur 2.1 Eindstandig colostoma.

2.3.2 Indicaties

Een definitief eindstandig colostoma wordt aangelegd bij een laaggelegen rectum-carcinoom. De tumor ligt dan te laag om na verwijdering van de tumor de twee ont-stane delen van de darm weer op elkaar te kunnen aansluiten. Een dubbelloops co-lostoma wordt aangelegd indien de rectumtumor niet meer verwijderd kan worden. Bij een ernstige diverticulitis wordt het aangetaste darmdeel verwijderd en wordt er vaak een tijdelijk eindstandig colostoma aangelegd. Ernstige perianale problemen kunnen ook een reden zijn om een tijdelijk dubbelloops colostoma aan te leggen totdat de problemen zijn verholpen. Wanneer een dikkedarmtumor niet meer kan worden verwijderd, wordt er een ontlastend colostoma aangelegd. Andere oorzaken om een colostoma aan te leggen zijn de ziekte van Crohn en colitis ulcerosa, incon-tinentie, trauma, rectumbeschadiging of aangeboren afwijkingen.

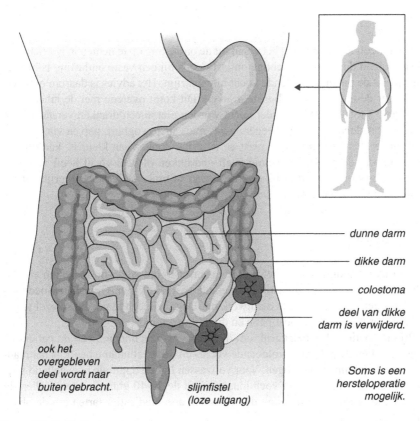

dunne darm

dikke darm

colostoma

deel van dikke
darm is verwijderd.

ook het
overgebleven
deel wordt naar
buiten gebracht.

slijmfistel
(loze uitgang)

Soms is een
hersteloperatie
mogelijk.

Figuur 2.2 Dubbelloops colostoma.

2.3.3 Voedingsadvies

Het doel van het dieet

- handhaven of verbeteren van de voedingstoestand;
- voorkomen van ongewenste gewichtstoename of -afname;
- handhaven of verbeteren van het ontlastingspatroon;
- omgaan met producten die gas-, geur- en kleurvorming kunnen veroorzaken.

Dieetkenmerken

Het dieetadvies voor mensen met een colostoma is gebaseerd op de *Richtlijnen goede voeding*, met extra aandacht voor vocht en vezels.

Vocht

De colon heeft als functie om het vocht uit de ontlasting op te nemen in het lichaam. Zowel bij een dunne of brijachtige ontlasting als bij een vaste ontlasting is het belangrijk dat de patiënt voldoende vocht binnenkrijgt. Het advies is daarom om, verdeeld over de dag, 1,5 tot 2 liter te drinken. Dit komt overeen met de inhoud van ongeveer 12 tot 16 kopjes. Onder vocht worden niet alleen dranken verstaan. Alle vloeibare producten worden meegerekend, zoals soep, yoghurt, pap en vla.

Wanneer een patiënt weinig plast en de urine donker van kleur is, kan dit een teken zijn dat de patiënt te weinig heeft gedronken of veel vocht heeft verloren. Vochtverlies kan voorkomen bij diarree, koorts of braken. Het is belangrijk dat het vochttekort wordt aangevuld.

Voedingsvezels

Onoplosbare voedingsvezels hebben de eigenschap om water op te nemen en vast te houden, waardoor de ontlasting een goede vastheid krijgt. Oplosbare voedingsvezels zorgen voor een goede darmwerking. Door voldoende voedingsvezel te gebruiken wordt de kans op obstipatie en diarree verkleind.

Bij obstipatie is het belangrijk om de vocht- en vezelinname van de patiënt na te gaan. Indien de patiënt onvoldoende vocht- en/of vezelinname heeft, is het raadzaam om de inname te verhogen. Voor volwassen ligt de optimale hoeveelheid voedingsvezels bij een adequate vochtinname rond de 30-40 gram per dag. Indien dit onvoldoende resultaat biedt, kan de behandeld arts medicatie starten om de obstipatie te doorbreken.

Gewicht

Extreme schommelingen in het gewicht kunnen op den duur problemen geven met de colostoma en de verzorging ervan. Door ongewenste gewichtstoename of gewichtsafname kan het stomamateriaal niet meer goed aansluiten op de stoma. Hierdoor kan de ontlasting op de huid rondom de stoma terechtkomen. De galzure zouten en enzymen in de ontlasting zijn erg agressief voor de huid, waardoor huidirritatie ontstaat (Muris e.a., 2007).

Praktisch adviezen

Er zijn voedingsmiddelen die gas- en geurvorming en verkleuring van de ontlasting kunnen veroorzaken (Tabel 2.1). Dit is een normaal gevolg van de spijsvertering. De mate waarin gasvorming, geurvorming en/of verkleuring van de ontlasting ontstaat, kan per persoon verschillen. In bepaalde situaties kan er zo nodig rekening mee gehouden worden, zoals bij een feestje, verjaardag of een avondje uit (Voedingscentrum, 2014b).

Tabel 2.1 Gas-, geur- en kleurvormende producten.

gasvormende producten	koolsoorten, spruiten, prei, paprika, uien, knoflook, peulvruchten, koolzuurhoudende dranken en bier
geurvormende producten	koolsoorten (met name als ze lang gekookt zijn), prei, uien, knoflook, peulvruchten, vis, eieren en vitamine B-tabletten
kleurvormende producten	donkergroene bladgroenten, bieten en ijzerpreparaten

Duur van het dieet

Zolang de colostoma aanwezig is, zal de patiënt naast de *Richtlijnen goede voeding* extra aandacht aan de inname van voedingsvezel en vocht moeten besteden. Daarnaast kan de patiënt rekening houden met voedingsmiddelen die extra gas-, geur- en kleurvorming veroorzaken.

Evaluatie van het dieet

Bij specifieke vragen over voeding of bij problemen, zoals toename of afname van ontlasting, kan worden doorverwezen naar een diëtist. De patiënt kan ook naar de diëtist worden doorverwezen indien er sprake is van ongewenste gewichtstoename of -afname, of wanneer de patiënt veel last heeft van gasvorming of geurvorming.

2.4 Ileostoma

2.4.1 Anatomie

Een ileostoma is een stoma van de dunne darm (het ileum), die door de buikwand naar buiten wordt gebracht en op de huid wordt vastgezet. Een ileostoma wordt meestal op de rechterzijde van de buik aangelegd (Welink-Lamberts, 2007b). Er wordt onderscheid gemaakt tussen een eindstandig ileostoma en een dubbelloops ileostoma. Bij een eindstandig ileostoma wordt het uiteinde van de afvoerende darmlis op de buik gehecht. In dit geval is de dikke darm in zijn geheel verwijderd of wordt gesloten in de buik achtergelaten. De dikke darm kan alleen gesloten worden als het slijm dat in de dikke darm wordt aangemaakt, kan worden afgevoerd.

Als de anus gesloten is, wordt er een eindstandig colostoma aangelegd (Figuur 2.3). De colostoma werkt dan als slijmfistel.

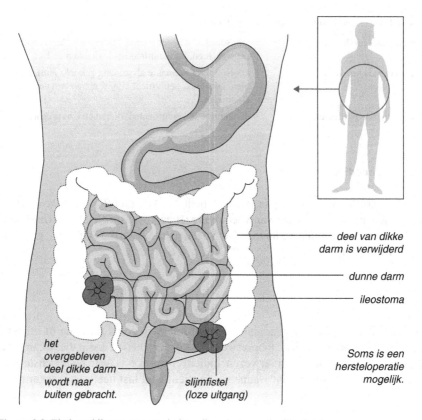

Figuur 2.3 en labels:
- deel van dikke darm is verwijderd
- dunne darm
- ileostoma
- Soms is een hersteloperatie mogelijk.
- het overgebleven deel dikke darm wordt naar buiten gebracht.
- slijmfistel (loze uitgang)

Figuur 2.3 Eindstand ileostoma met eindstandig colostoma als slijmfistel.

Bij een dubbelloops ileostoma (Figuur 2.4) wordt het ileum door de buikwand naar buiten gebracht en vastgehecht op de buik. Er bevinden zich twee openingen naast elkaar: een aanvoerend deel en een afvoerend deel. Via het aanvoerende deel verlaat de ontlasting het lichaam. Het afvoerende deel werkt als slijmfistel. Een dubbelloops ileostoma is meestal tijdelijk en wordt bijvoorbeeld aangelegd om de aanhechtingen (anastomose) na een operatie rust te geven. Na de operatie werkt de stoma meestal binnen 24 uur.

Een ileostoma produceert de gehele dag ontlasting. Een goed functionerende stoma produceert ongeveer 500-600 ml ontlasting per dag. Door verlies van de colonfunctie kan het lichaam minder zout en vocht uit de ontlasting absorberen. Daardoor is de ontlasting bij een ileostoma over het algemeen brijachtig of zelfs vloeibaar (Voedingscentrum, 2014a).

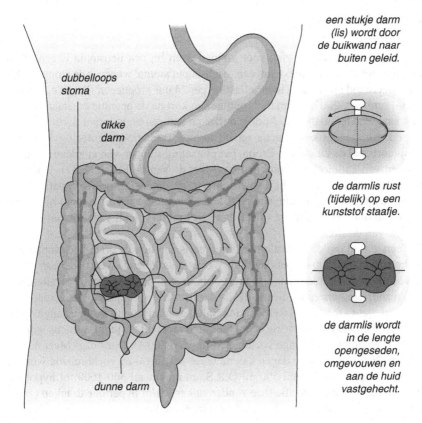

dubbelloops
stoma

dikke
darm

dunne darm

*een stukje darm
(lis) wordt door
de buikwand naar
buiten geleid.*

*de darmlis rust
(tijdelijk) op een
kunststof staafje.*

*de darmlis wordt
in de lengte
opengeseden,
omgevouwen en
aan de huid
vastgehecht.*

Figuur 2.4 Dubbelloops ileostoma.

2.4.2   *Indicaties*

Bij ziekte van Crohn of colitis ulcerosa wordt een ontlastend dubbelloops ileostoma aangelegd wanneer een ontsteking in het colon rust moet krijgen. Als de ontsteking in het colon niet reageert op medicatie, kan de arts overwegen om de colon in zijn geheel te verwijderen. Tijdens de operatie wordt dan een eindstandig ileostoma aangelegd. Bij patiënten met een polyposis coli wordt uit voorzorg voor dikke-darmkanker vaak de totale colon verwijderd. De patiënt krijgt dan een eindstandig ileostoma.

Bij operaties in verband met een oncologische aandoening kan een tijdelijke dubbelloops ileostoma worden aangelegd ter bescherming van de anastomose. De ileostoma wordt dan na verloop van tijd weer teruggelegd. De ileostoma kan ook blijvend zijn; dit is afhankelijk van de oncologische aandoening.

Andere redenen voor het aanleggen van een ileostoma zijn neurologische aandoeningen (multiple sclerose, dwarslaesie), fistel of perianale problemen (Muris e.a., 2007; Smelt e.a., 2012).

2.4.3 Behandeling

Een van de problemen die zich voor kunnen doen bij een ileostoma is een high-output ileostoma. Men spreekt van een 'high-ouput stoma' wanneer de stoma gedurende langere tijd meer dan 1 liter ontlasting per 24 uur produceert (Smelt e.a. 2012; Welink-Lamberts, 2007a). Een high-output kan kort na de operatie ontstaan en verdwijnt vaak zonder medicatie. Andere oorzaken van een high-output ileostoma zijn intra-abdominale sepsis, obstructie van de darmen, (radiatie-)enteritis, opvlamming van bijvoorbeeld de ziekte van Crohn, het plotseling stoppen van medicatie of door het geven van antibiotica of prokinetica (Meer & Van de Broek, 2011). Door het toegenomen verlies van vocht en natrium via de ontlasting heeft de patiënt een verhoogde kans op dehydratie, wat zelfs kan leiden tot een ernstig acuut nierfalen. Een grotere orale vochtinname (meer dan 2500 ml/dag) leidt vaak tot een grotere productie van de stoma.

De eerste stap om de ontlasting te beperken is dan ook de orale vochtinname te beperken tot 2000-2500 ml per dag. Indien dit niet voldoende werkt, kan een strengere vochtbeperking nodig zijn. De arts zal in deze situatie medicatie inzetten, zoals maagzuurremmers en medicatie die de darmfunctie vermindert. Het vochttekort moet oraal met O.R.S. (Oral Rehydration Salts) of intraveneus worden aangevuld.

Indien er sprake is van ernstig acuut nierfalen moet dit altijd intraveneus worden aangevuld en geldt een strenge vochtbeperking van 500-1000 ml/dag (Meer & Van de Broek, 2011). Na enkele dagen kan de orale voedings- en vochtinname worden verhoogd, waarvan minimaal 500 ml O.R.S. en maximaal 500-1000 ml hypotone dranken (zoals water, en koffie/thee zonder suiker) en/of hypertone dranken (zoals frisdrank, vruchtensappen, melkdranken en drinkvoeding).

2.4.4 Voedingsadvies

Het doel van het dieet

- handhaven of verbeteren van de voedingstoestand;
- verkrijgen en handhaven van een stabiele water- en elektrolytenbalans;
- voorkomen van ongewenste gewichtstoename of -afname;
- voorkomen van obstructie van de ileostoma door voedselresten;
- handhaven of verbeteren van het ontlastingspatroon;
- omgaan met specifieke situaties, zoals ziekte, hygiëne, vakantie;
- omgaan met producten die gas-, geur- en kleurvorming kunnen veroorzaken.

Dieetkenmerken

Het dieetadvies voor mensen met een ileostoma is gebaseerd op de *Richtlijnen goede voeding*, met uitzondering van het vocht- en zoutadvies (Welink-Lamberts, 2007a).

Tabel 2.2 Zoute producten.

Zoute producten met weinig calorieën	Zoute producten met veel calorieën
bouillon, curry, groentesap, heldere soep, 20+ en 30+ (smeer)kaas, keukenzout, ketjap (zoet en zuur), rauwe ham, rookvlees, smaakverfijner, soepverrijker, tomatenketchup, tomatensap	bacon, cervelaatworst, chips en zoutjes, haring, 48+ (smeer)kaas, ontbijtspek, rookworst, salami

Vocht

Patiënten met een ileostoma verliezen veel vocht via de ontlasting. Om dit vocht aan te vullen met de voeding is het belangrijk om, verdeeld over de dag, 2000-2500 ml te drinken. Dit komt overeen met de inhoud van ongeveer 16-20 kopjes. Onder vocht worden niet alleen dranken verstaan. Alle vloeibare producten worden meegerekend, zoals soep, yoghurt, pap en vla. Wanneer een patiënt weinig plast en de urine donker van kleur is, kan dit een teken zijn dat de patiënt te weinig heeft gedronken of veel vocht heeft verloren. Vochtverlies kan voorkomen bij diarree, koorts of braken. Klachten die een patiënt kan ervaren bij een vochttekort zijn dorst, droge mond, droge huid, verminderde eetlust, sufheid/lusteloosheid, rusteloosheid, verwardheid en snel gewichtsverlies (Voedingscentrum, 2014a).

Zout

Om dehydratie en hyponatriëmie te voorkomen wordt geadviseerd extra zout te gebruiken om het verlies van zout met de ontlasting aan te vullen. Voorheen werd geadviseerd om 14-15 gram zout per dag te gebruiken. Er is echter onvoldoende bewijs om dit standaardadvies te onderbouwen. In de praktijk blijkt dat patiënten een individuele zoutbehoefte hebben (Welink-Lamberts, 2007a). Om het zoutverlies aan te vullen kan keukenzout ruim over de voeding worden gestrooid. Ook het extra gebruiken van zoutrijke producten kan helpen het zouttekort te voorkomen (Tabel 2.2). Drop is geen goede leverancier om het zoutverlies aan te vullen. In drop zit namelijk geen natriumchloride, maar ammoniumchloride (Voedingscentrum, 2014a).

Klachten die patiënten kunnen ervaren bij een zouttekort zijn braken, misselijkheid, ernstige hoofdpijn, een opgeblazen gevoel en verwardheid. Een natriumtekort kan worden vastgesteld aan de hand van het natriumgehalte in de urine. Een concentratie van minder dan 20 mmol/l natrium duidt op een tekort aan natrium of wijst op dehydratie (Meer & Van den Broek, 2011).

Toegenomen zout en vochtverlies

Bij diarree, braken, hevige transpiratie, koorts of warm weer treedt extra zout- en vochtverlies op. Bovendien kan er sprake zijn van verminderde eetlust, waardoor de inname van vocht en zout lager is. Een extra zout- en vochtaanvulling is dan noodzakelijk. Naast gebruikelijke inname kan 'Oral Rehydration Salts' (O.R.S.) een goede aanvulling zijn (Voedingscentrum, 2014a). Indien zodanige water- en zout-depletie optreden dat deze niet via de orale weg zijn te corrigeren, zal intraveneuze correctie noodzakelijk zijn (Welink-Lamberts, 2007a). Patiënten met een ileostoma dienen niet zonder overleg met de behandelend arts en/of diëtist over te gaan op een vocht- en/of natriumbeperkt dieet (Voedingscentrum, 2014a).

Gewicht

Bij ongewenste gewichtstoename wordt aangeraden meer gebruik te maken van de zoutrijke producten die weinig calorieën leveren. Indien er sprake is van ongewenst gewichtsverlies wordt geadviseerd vooral gebruik te maken van zoutrijke producten die tevens veel calorieën bevatten (Tabel 2.2) (Voedingscentrum, 2014a). Extreme schommelingen in het gewicht kunnen op den duur problemen geven met de ileo-stoma en de verzorging ervan. Door ongewenste gewichtstoename of gewichtsaf-name kan het stomamateriaal niet meer goed aansluiten op de stoma. Hierdoor kan de ontlasting op de huid rondom de stoma terechtkomen. De galzure zouten en enzymen in de ontlasting zijn erg agressief voor de huid, waardoor huidirritatie ontstaat (Muris e.a., 2007).

Vastheid van de ontlasting

Voor een betere indikking van de ontlasting is het belangrijk om de voeding en het drinkvocht goed te spreiden over de dag. Wanneer de ontlasting te dun is, kan drink-vocht met een zetmeelrijk product worden gecombineerd, bijvoorbeeld een cracker of beschuit met hartig beleg, een zout biscuitjes of chips (Voedingscentrum, 2014a).

Praktisch adviezen

Om eventuele verstopping van de stoma te voorkomen is het belangrijk om rustig te eten, het voedsel goed fijn te snijden en goed te kauwen. Dit geldt met name voor de onderstaande producten:

- groente met harde nerven, rauwkost, vezelige draderige groenten: asperges, bleekselderij, schorseneren, zuurkool, rabarber, taugé, draderige sperzie- en snij-bonen, doperwten, maïs, champignons, peulvruchten;
- fruit met pit en schil, partjes citrusfruit, ananas, bessen, druiven, kiwi, kokospro-ducten, gedroogde vijgen, rozijnen, dadels en pruimen;
- taai en draderig vlees met botten en vis met graten;
- noten, zaden en pitten.

Er zijn voedingsmiddelen die gas- en geurvorming en verkleuring van de ontlas-ting kunnen veroorzaken (Tabel 2.1). Dit is een normaal gevolg van de spijsvertering. De mate waarin gasvorming, geurvorming en/of verkleuring van de ontlasting ontstaat, kan per persoon verschillen. In bepaalde situaties kan er zo nodig rekening mee gehouden worden, zoals bij een feestje, verjaardag of een avondje uit (Voedingscentrum, 2014a).

Patiënten die (sub)tropische landen bezoeken, hebben te maken met hogere temperaturen en met andere hygiënische omstandigheden. Hierdoor is de kans op diarree vergroot, net als extra vochtverlies door de warmte. Hierdoor ontstaat er grotere kans op een vocht- en/of zouttekort. Daarom wordt aangeraden om O.R.S., bouillontabletten en/of zouttabletten mee te nemen. Om geen risico's te lopen wordt geadviseerd om geen gebruik te maken van de volgende middelen:

- ongekookt leidingwater;
- ijs en ijsblokjes;
- rauw vlees en rauwe vis;
- rauwe groenten;
- ongeschild fruit.

Duur van het dieet

Bij een blijvend ileostoma zal de patiënt altijd op zijn of haar zout- en vochtinname moeten letten. Indien de ileostoma wordt opgeheven is het, afhankelijk van de resterende hoeveelheid darm, niet nodig om extra vocht en zout te gebruiken.

Evaluatie van het dieet

Het eerste consult zal vaak plaatsvinden op de verpleegafdeling van het ziekenhuis. Na enkele dagen volgt het vervolgconsult. Geadviseerd wordt om de patiënt drie maanden na het ontslag nogmaals voor een vervolgconsult op de poli te zien. Indien de doelen zijn behaald wordt het consult afgesloten. Wanneer de patiënt nog veel vragen heeft of als de patiënt voedingsgerelateerde problemen ondervindt, zoals ongewenst gewichtsverlies of high-output stoma, kan er nog een vervolgconsult worden ingepland (Welink-Lamberts, 2007a).

2.5 Ileoanale pouch

2.5.1 Anatomie

Wanneer tijdens een operatie de totale colon wordt verwijderd, legt men in de meeste gevallen een ileostoma aan. Als de functie van de sluitspier na het verwijderden van het colon en het rectum blijft bestaan, kan de dunne darm op de anus worden aangesloten. Als het ileum rechtstreeks op de anus wordt geplaatst, zal de patiënt

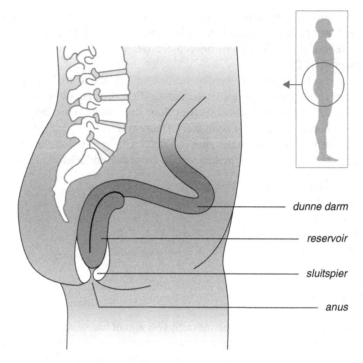

dunne darm

reservoir

sluitspier

anus

Figuur 2.5 Ileoanale pouch.

continue diarree hebben. Om dit te voorkomen wordt er een ileoanale pouch (ileal pouch-anal anastomosis of IPAA) aangelegd. Pouch betekent letterlijk zak(je) of buidel. Tijdens de operatie wordt van het terminaal ileum een opvangzakje (pouch) gemaakt; deze wordt vastgezet op de anus (Figuur 2.5). Vaak wordt er tijdens het aanleggen van de ileoanale pouch een tijdelijke ontlastend dubbelloops ileostoma aangelegd om de kans op lekkage van de ileoanale pouch te voorkomen. Na een herstelperiode wordt de ileostoma middels een operatie weer teruggelegd; de ileoanale pouch is pas werkzaam na deze operatie.

De ontlasting wordt tijdelijk in de pouch opgevangen voordat het via de anus het lichaam verlaat. De ontlasting van patiënten met een ileoanale pouch is in het begin dun, maar zal na verloop van tijd indikken, doordat de pouch de functie van het rectum voor een groot deel overneemt. Patiënten hebben bij een goed functionerende pouch gemiddeld zes tot acht keer ontlasting per dag (Derikx, 2013). In het onderzoek van Steenhagen e.a. (2006) geeft 45 procent van de patiënten aan dat zij binnen een half uur na het nuttigen van de warme maaltijd aandrang hebben tot ontlasting.

2.5.2 Indicaties

Een ileoanale pouch wordt met name aangelegd bij patiënten met colitis ulcerosa, bij wie de medicamenteuze behandeling niet aanslaat. Daarnaast kunnen complicaties bij colitis ulcerosa, zoals een toxische colon of een perforatie, een indicatie zijn om een ileoanale pouch aan te leggen. De ziekte van Crohn kan een contra-indicatie vormen voor het aanleggen van een ileoanale pouch vanwege een verhoogde kans op pouch-falen (Derikx, 2013). Wanneer een patiënt een polyposis colon heeft, wordt uit voorzorg vaak de totale colon verwijderd om dikkedarmkanker te voorkomen. Men kan dan besluiten om – na het verwijderen van de totale colon – een ileoanale pouch aan te leggen.

Pouchitis

Pouchitis is een ontsteking van de pouch. Klachten die ontstaan bij een pouchitis zijn darmkrampen, toename van aandrang en een verhoogd ontlastingspatroon. Bloedverlies of koorts komen zelden voor (Derikx, 2013). Mogelijk heeft verandering van de bacteriële darmflora invloed op de het ontstaan van pouchitis.

De eerste keus voor het behandelen van de pouchitis is antibiotica (CBO-richtlijn, 2008; Derikx, 2013). Momenteel wordt er veel onderzoek gedaan naar de rol van probiotica bij het voorkomen en behandelen van pouchitis. Probiotica kunnen effectief zijn bij het voorkomen van een pouchitis, maar de effectiviteit van probiotica tegen pouchitis op langere termijn is nog onduidelijk (CBO-richtlijn, 2008).

2.5.3 Voedingsadvies

Het doel van het dieet

- handhaven of verbeteren van de voedingstoestand;
- verkrijgen en handhaven van een stabiele water- en elektrolytenbalans;
- handhaven of verbeteren van het ontlastingspatroon;
- omgaan met specifieke situaties, zoals ziekte, hygiëne, vakantie;
- omgaan met producten die gas-, geur- en kleurvorming kunnen veroorzaken.

Dieetkenmerken

Vlak na het aanleggen van de ileoanale pouch kan de ontlasting nog erg dun zijn. Hierdoor kan de patiënt via de ontlasting veel vocht en zout verliezen. Dit vocht en zout moet weer worden aangevuld met voeding en vocht. Zie hiervoor par. 2.4.4 'vocht' en 'zout'. Op den duur neemt de pouch de functie van het rectum over. De ontlasting wordt dan dikker en de frequentie van de ontlasting zal afnemen. Het is dan het niet meer nodig om extra zout en vocht in te nemen.

Vastheid van de ontlasting

Voor een betere indikking van de ontlasting is het belangrijk om de voeding en het drinkvocht goed te spreiden over de dag. Wanneer de ontlasting te dun is, kan drinkvocht met een zetmeelrijk product worden gecombineerd. Het gebruik van zetmeelrijke producten leidt tot afname van de ontlastingsfrequentie (Steeghagen e.a., 2006).

Praktisch adviezen

Een grote maaltijd in de loop van de avond kan leiden tot meer productie van ontlasting in de nacht en de nachtrust verstoren (Chartrand-Lefebvre, 1990). Om dit te voorkomen kan worden geadviseerd om in de loop van de avond niets meer te eten. Ook kan de patiënt proberen om de warme maaltijd op een ander tijdstip te nuttigen.

Gas- en geurvorming en verkleuring

Net als bij een colostoma en ileostoma zijn er voedingsmiddelen die gas- en geurvorming en verkleuring van de ontlasting kunnen veroorzaken (Tabel 2.1).

Duur van het dieet

Indien de ontlasting dun is, is het belangrijk om meer vocht en zout te gebruiken. Patiënten met een ileoanale pouch hebben in principe geen dieet, maar dat wil niet zeggen dat patiënten geen klachten kunnen ervaren bij het nuttigen van bepaalde voedingsmiddelen. Dit is per persoon verschillend. In het onderzoek van Steenhagen e.a. (2006) beveelt men aan patiënten met een ileoanale pouch te stimuleren verschillende voedingsmiddelen uit te proberen en de problemen die de patiënt ervaart met de diëtist te bespreken. De diëtist is in staat om de patiënt suggesties te geven om deze problemen te voorkomen of te verlichten.

2.5.4   Evaluatie van het dieet

De diëtist wordt niet standaard in consult gevraagd bij patiënten met een ileoanale pouch. De diëtist wordt in consult gevraagd door de behandeld arts of de stomaverpleegkundige. De meest voorkomende reden waarom de diëtist in consult wordt gevraagd, is wanneer de patiënt een high-output van de ontlasting heeft. Daarnaast kan de patiënt worden doorverwezen naar een diëtist indien er sprake is van ongewenste gewichtstoename of -afname, of bij specifieke vragen over voeding.

2.6 Rol van de diëtist

De diëtist maakt niet altijd deel uit van het behandelteam bij patiënten die een colostoma aangelegd krijgen. Indien de diëtist geen deel uitmaakt van het behandelteam informeert de stomaverpleegkundige over het algemeen de patiënten over voeding. Wanneer een patiënt problemen heeft met de stoma, kan de stomaverpleegkundige de patiënt adviseren om een diëtist te betrekken bij de behandeling (Smelt e.a., 2012). Het is de rol van de diëtist om duidelijk uitleg te geven over de relatie tussen colostoma en voeding. Belangrijk is dat de patiënt weet dat er geen beperkingen zijn en dat er geen specifiek dieet gevolgd hoeft te worden. De diëtist evalueert samen met de patiënt de dieetvoortgang en past de adviezen aan op de klachten, het gewichtsverloop en de voedingsvoorkeuren van de patiënt.

Bij patiënten met een ileostoma is de diëtist prominenter betrokken en geeft duidelijk uitleg over de relatie tussen ileostoma en voeding. Ook hier hoeft er geen specifiek dieet te worden gevolgd. De diëtist is in staat angsten voor het verstopt raken van de stoma door voedingsmiddelen bij de patiënt weg te nemen. De diëtist evalueert samen met de patiënt de dieetvoortgang en past de adviezen aan op de klachten, het gewichtsverloop en de voedingsvoorkeuren van de patiënt. Wanneer een patiënt een high-output stoma heeft, werken de arts en diëtist nauw samen om de productie van de stoma te normaliseren.

Bij patiënten met een ileoanale pouch is de diëtist niet altijd betrokken. De diëtist wordt vaak ingeschakeld indien de patiënten problemen ervaart, zoals high-output van de ontlasting of ongewenst gewichtsverlies.

Omdat de diëtist niet standaard bij alle patiënten met een colostoma of pouch wordt ingeschakeld, is het belangrijk dat de samenwerking tussen diëtist en stomaverpleegkundige goed verloopt. In de meeste gevallen zal de stomaverpleegkundige immers de voedingsadviezen bespreken met de colostomapatiënten. Het is daarom van belang dat de diëtist het voedingsadvies met de stomaverpleegkundige bespreekt en de stomaverpleegkundige instrueert wanneer het zinvol is om een patiënt door te verwijzen naar diëtist.

2.7 Ten slotte

Een stoma of ileoanale pouch kan invloed hebben op het voedingspatroon van de patiënt. Patiënten kunnen uit angst voor verstopping van de stoma of juist voor toename van ontlasting voedingsmiddelen elimineren, met als gevolg een onvolwaardige voedingsinname. De klachten die de patiënt kan ervaren verschillen per individu. Het is daarom van belang de dieetbehandeling af te stemmen op de individuele patiënt met behulp van de actuele wetenschappelijke kennis. In dit hoofdstuk is geprobeerd een inzicht te geven in het voedingspatroon van patiënten met een stoma of een ileoanale pouch en hiermee een aanzet te geven voor een goed behandelplan.

Referenties

CBO-richtlijn. *Richtlijn diagnostiek en behandeling van inflammatoire darmziekten bij volwassenen.* Utrecht: CBO, 2008.

Chartrand-Lefebvre C, e.a. Dietary habits after ileal pouch-anal anastomosis. Canadian Journal of Surgery 1990; 2: 101–5.

Derikx AAP, e.a. Ileo-anale pouch voor inflammatoir darmlijden. *Nederlands Tijdschrift voor Geneeskunde* 2013; 157: A6585.

Kuijpers JHC. Gastro-intestinale chirurgie en gastro-enterologie. XI. Stomata en stomachirurgie. *Nederlands Tijdschrift Geneeskunde* 2001, 145: 1144–8.

Meer I, Broek J van de. *Short Bowel Syndroom. Dieetbehandelingsrichtlijn.* Rotterdam: 2010 Uitgevers, 2011.

Muris JWM, Mathus-Vliegen EMH, Voorn TB (red.). Gastro-enterologie. Houten: Bohn Stafleu van Loghum, 2007.

Netwerk Diëtisten MDL (maag-, darm- en leverziekten). *Dieetadviezen voor mensen met een ileostoma.* Den Haag: Voedingscentrum, 2014a.

Netwerk Diëtisten MDL (maag-, darm- en leverziekten). *Dieetadviezen voor mensen met een colostoma.* Den Haag: Voedingscentrum, 2014b.

Smelt JJG, e.a. Evidence-based Richtlijn Stomazorg Nederland. *Verpleegkundigen & Verzorgende Nederland*, 2012.

Steenhagen E, Roos NM de, Bouwman CA, Laarhoven CJ van, Staveren WA van. Sources and severity of self-reported food intolerance after ileal pouch-anal anastomosis. *American Dietetic Association* 2006; 106: 1459–62.

Welink-Lamberts BJ. *Ileostoma. Dieetbehandelingsrichtlijn.* Rotterdam: 2010 Uitgevers, 2007a.

Welink-Lamberts BJ. Nieuwe dieetbehandelingsrichtlijn ileostoma. *Nederlands tijdschrift voor Voeding & Diëtetiek* 2007b; 62(3).

Website

www.stomavereniging.nl

Hoofdstuk 3
Schildklieraandoeningen

J.W.F. Elte

Samenvatting Aandoeningen van de schildklier zijn niet zeldzaam en komen op alle leeftijden voor. De klachten bij schildklieraandoeningen zijn zeer divers en vaak aspecifiek en worden daarom niet altijd direct herkend. Vrijwel alle schildklieraandoeningen zijn goed te behandelen.

Jodium is een belangrijke bouwsteen voor de schildklierhormonen thyroxine (T_4) en tri-jodothyronine (T_3).

In de laatste jaren is meer bekend geworden over het belang van selenium voor bepaalde schildklieraandoeningen, met name de ziekte van Graves en de daarbij behorende oogverschijnselen (zie aldaar). Soja zou de opname van schildklierhormoon kunnen remmen, maar speelt in de praktijk geen grote rol.

De rol van de diëtist bij schildklieraandoeningen is beperkt tot eventuele bemoeienis met het jodiumbeperkt dieet bij schildkliercarcinoompatiënten.

3.1 Inleiding

De schildklier regelt de energiehuishouding in het lichaam en heeft daarom invloed op bijna alle lichaamsfuncties. Klachten bij schildklieraandoeningen zijn zeer divers en worden daarom niet altijd direct herkend. Behandeling van vrijwel alle schildklieraandoeningen is niettemin goed mogelijk.

Aandoeningen van de schildklier zijn niet zeldzaam en komen op alle leeftijden voor. Er zijn waarschijnlijk meer dan 500.000 mensen in Nederland met een schildklierziekte (heel precies is dat niet bekend). Schildklierziekten komen ongeveer vier keer zo vaak voor bij vrouwen als bij mannen. In sommige families komen schildklierproblemen veel vaker voor dan in andere.

J.W.F. Elte (✉)
Internist-endocrinoloog, Gouda, The Netherlands

© 2014 Bohn Stafleu van Loghum, onderdeel van Springer Media BV
M. Former et al. (Red.), *Informatorium voor Voeding en Diëtetiek*,
DOI 10.1007/978-90-368-0697-8_3

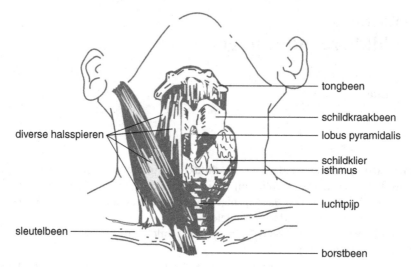

Figuur 3.1 Grove anatomie van de schildklier. (Bron: Elte, 2012.)

In veel gevallen komen de symptomen van schildklieraandoeningen overeen met die van andere aandoeningen. De diagnose wordt vaak wel duidelijk door verschillende symptomen te combineren.

Als een schildklieraandoening onbehandeld blijft, kan dit leiden tot ernstige gezondheidsproblemen, zoals hart- en vaatziekten, osteoporose, hyperactiviteit en depressie. Een vroegtijdige diagnose is dus belangrijk.

3.2 Fysiologie

De schildklier is een vlindervormig orgaan, laag in de hals en heeft twee kwabben (links en rechts) die met elkaar verbonden zijn door een bruggetje, de isthmus (Figuur 3.1). De schildklier weegt normaalgesproken hoogstens 10 tot 20 gram en is niet altijd te voelen.

De schildklier produceert de schildklierhormonen thyroxine (T_4) en tri-jodothyronine (T_3), respectievelijk ongeveer 100 µg en 6 µg per dag. T_4 wordt volledig in de schildklier gesynthetiseerd, terwijl dat bij T_3 slechts voor 15 à 20 procent het geval is. De meeste T_3 wordt niet in de schildklier, maar in de weefsels (o.a. spier, lever) gemaakt uit T_4, via de zogeheten perifere conversie.

De schildklier wordt via een feedbackmechanisme gecontroleerd door de hypofyse via het thyreoïdstimulerend hormoon (TSH) of thyreotropine. De hypothalamus reguleert de hypofyse via het thyreotropine releasing hormoon (TRH). In de schildklier is er ook een zekere mate van autoregulatie, waarbij de opname van jodium vermindert als er te veel in de omgeving (het bloed) aanwezig is (Figuur 3.2).

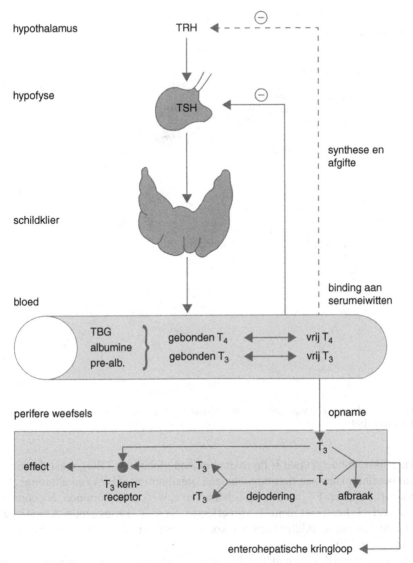

Figuur 3.2 Schematisch overzicht van de stofwisseling van schildklierhormoon. (Bron: Elte, 2012.)

De schildklierhormonen T_4 en T_3 remmen via een negatief feedbackmechanisme de TSH-secretie van de hypofyse en hoewel T_4 wordt opgevat als een prohormoon voor T_3, is de terugkoppeling op TSH voornamelijk via T_4. Dit is mogelijk doordat de hypofyse in staat is T_4 om te zetten in T_3 (lokale conversie). Dit gebeurt in mindere mate ook in andere organen in het lichaam. Schildklierhormoon wordt voor meer dan 99,5 procent gebonden aan eiwit in het bloed vervoerd. Het

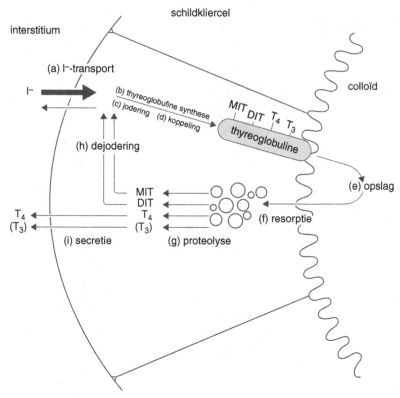

Figuur 3.3 Schematische weergave van de aanmaak van schildklierhormoon. (Bron: Wiersinga & Krenning, 1998.)

belangrijkste bindend eiwit is thyroxinebindend globuline (TBG), maar daarnaast vindt binding plaats aan thyroxinebindend prealbumine (TBPA) en albumine. De kleine vrije fractie (FT_4 = vrije T_4) is het actieve, werkzame hormoon. Na opname in de weefsels heeft met name T_3 zijn effecten via de T_3-kernreceptor. Afgebroken bestanddelen van schildklierhormoon komen terecht in de enterohepatische kringloop (Figuur 3.2).

Voor de aanmaak van schildklierhormoon is jodium nodig. Jodium wordt na opname uit het voedsel actief van het bloed naar de schildkliercel getransporteerd, waarna uit tyrosines en jodium op het thyreoglobuline (een eiwit dat alleen in de schildklier voorkomt) schildklierhormoon wordt gevormd (Figuur 3.3). Opbouw en afbraak staan goeddeels onder invloed van TSH.

Per individu is de serumconcentratie van FT_4 en FT_3 vrij constant; wellicht daarmee samenhangend zijn er subklinische schildklierfunctieafwijkingen, waarbij de schildklierhormoonwaarden nog binnen het vrij brede, normale bereik liggen. Wanneer de TSH afwijkend is, wijst dit echter op een abnormale regulatie.

3.3   Schildklieraandoeningen

Aandoeningen van de schildklier kunnen worden onderverdeeld in aandoeningen waarbij er vormafwijkingen zijn en functiestoornissen. Een combinatie komt ook vaak voor. De vormafwijkingen kunnen worden samengevat in de term 'struma' (= vergrote schildklier); met schildklierfunctiestoornissen worden hypothyreoïdie en hyperthyreoïdie bedoeld. Verder is er een aantal specifieke aandoeningen, zoals thyreoïditis en schildkliermaligniteiten. Enkele bijzondere situaties en overige problemen zullen apart besproken worden.

De rol van de diëtist bij schildklieraandoeningen is klein en is in feite beperkt tot eventuele bemoeienis met het jodiumbeperkt dieet dat geadviseerd wordt aan schildkliercarcinoompatiënten die diagnostiek of therapie met radioactief jodium moeten ondergaan.

3.3.1   Struma

Klinisch beeld

Een struma is een zichtbare of tastbare vergroting van de schildklier. Als er sprake is van een knobbel (nodus) wordt eveneens van struma gesproken, ook als de rest van de schildklier normaal van grootte is. Een normale schildklier in een gebied zonder jodiumgebrek is minder dan 10 ml bij vrouwen en minder dan 15 ml bij mannen. Geringe vergrotingen zullen dan ook niet altijd opgemerkt worden; daar komt bij dat palpatie van de hals moeilijk is en niet altijd betrouwbaar (reproduceerbaar). Struma is in Nederland niet zeldzaam en komt bij 12-13 procent van de jongvolwassenen voor.

Een struma kan alleen goed gekarakteriseerd worden als gekeken is naar zowel vorm als functie. Eventueel kan nog worden gezocht naar een oorzaak en kan worden aangegeven of een struma in een bepaald gebied vaker voorkomt of niet. De indeling van struma staat in kader 1.

Kader 1 Indelingen van struma

Anatomie

- diffuus
- uni- of multinodulair

Functie

- euthyreoïd
- hyperthyreoïd
- hypothyreoïd

Voorkomen

- endemisch (> 10% van de bevolking)
- sporadisch

Etiologie

- dyshormonogenese (partiële enzymdefecten)
- jodiumdeficiëntie, strumagene stoffen, jodiumovermaat
- ziekte van Hashimoto (auto-immuunthyreoïditis, pijnloze thyreoïditis), ziekte van Riedel, subacute thyreoïditis
- ziekte van Graves
- adenoom, carcinoom

Bron: Elte & Nieuwenhuijzen Kruseman, 2005.

Een kortdurende sterke stimulus (bijv. puberteit, zwangerschap, emoties) kan leiden tot het ontstaan van een euthyreoïd (d.w.z. met normale schildklierfunctie) diffuus (d.w.z. met egaal verspreide activiteit) struma, met name in gebieden waar een jodiumgebrek bestaat. Een langdurige, zwakke stimulus (bijv. jodiumdeficiëntie, strumagene stoffen) leidt tot het ontstaan van een euthyreoïd multinodulair (meerknobbelig) struma. Een diffuus struma kan voorbijgaand zijn, maar kan ook op den duur overgaan in een nodulair struma en uiteindelijk hyperthyreoïd worden.

Het diffuse struma, dat voorkomt in het kader van de ziekte van Graves (hyperthyreoïdie als gevolg van stimulerende autoantistoffen, vaak met oogverschijnselen) is gewoonlijk klein, groeit snel (binnen enkele weken of maanden) en is altijd geassocieerd met een zich snel ontwikkelende hyperthyreoïdie. Een multinodulair struma kan zeer groot worden, groeit langzaam (jaren) en is meestal euthyreoïd. Omschreven noduli kunnen snel groeien en hyperthyreoïdie kan sluipend ontstaan in vele jaren.

Wereldwijd is jodiumdeficiëntie de belangrijkste oorzaak van euthyreoïd struma. De belangrijkste oorzaken in Nederland zijn niet goed bekend; waarschijnlijk spelen jodiumtekort in het verleden en aanmaakstoornissen van schildklierhormoon (partiële enzymdefecten) een rol. Selenium lijkt, in ieder geval in een gebied met voldoende jodiuminname, niet geassocieerd te zijn met het schildkliervolume of het ontstaan van struma.

Een uitgebreide lijst van oorzaken van euthyreoïd struma staat in kader 2. Diëtaire oorzaken zijn cursief weergegeven. De meeste zijn in Nederland niet relevant.

Kader 2 Oorzaken van euthyreoïd struma

I jodiumdeficiëntie

II partiële enzymdefecten e.d.

1. jodidetransportdefect ('trapping'-defect)
2. organificatiedefect
3. koppelingsdefect
4. defecten in de thyreoglobulinesynthese en de vorming van abnormale gejodeerde eiwitten
5. dehalogenasedefect (deiodinasedefect)
6. perifere resistentie tegen schildklierhormoon

III strumagenen

I. natuurlijk voorkomende stoffen

1. *gecombineerd met (matige) jodiumdeficiëntie:*

    - *thiocyanaat (cassave, kool)*
    - *thioglucoside (planten van de brassicafamilie: kool, bloemkool, broccoli, spruiten, rapen enz.)*
    - *verontreinigd drinkwater (kalksteen, fluoride)*
    - *fluoride*

2. *bij voldoende jodiumtoevoer in het water:*

    - *vluchtige disulfides/bacteriën*
    - *E-coli-jodide*

3. *overige:*

    - *sojabonen*
    - *calcium*

II. strumagene medicamenten

1. gebruikt bij de behandeling van hyperthyreoïdie:

    - carbimazol
    - thiam*azol (= methimazol)*
    - *propylthiouracil*
    - *perchl*oraat

2. gebruikt bij de behandeling van andere aandoeningen:

    - aminogluthetimide
    - kobalt
    - ethionamide

- jodiumbevattende middelen
- lithium
- resorcinol
- para-aminosalicylzuur
- thiocyanaat

IV thyreoïditis (auto-immuunthyreoïditis volgens Hashimoto, virale thyreo-
iditis, ziekte van Riedel)

V adenoom/carcinoom

VI sporadisch non-toxisch struma (oorzaak 'dysplastisch' struma onbekend)
Bron: Wiersinga & Krenning, 1998; Elte & Eskes, 2010

Diagnostiek

Zoals eerder opgemerkt, is de diagnostiek bij struma vooral gericht op de anatomie
en de functie van de schildklier. Bij solitaire of prominente noduli is het beleid
vooral gericht op het opsporen of uitsluiten van een maligniteit (cytologische punc-
tie). Bij verdenking op retrosternaal struma of mechanische complicaties kan worden overwogen een foto van de thorax en/of trachea te maken (evt. CT-scan) om na
te gaan of er een tracheavernauwing is. Hiertoe kan ook het longfunctieonderzoek
worden gebruikt, waarbij gelet wordt op belemmerde inspiratie. Verdringing van de
trachea zonder vernauwing heeft geen klinische betekenis.

Therapie

Suppressietherapie met thyroxine wordt soms toegepast bij euthyreoïd struma, maar
is gewoonlijk niet effectief. Chirurgische therapie wordt slechts geadviseerd bij verdenking op een carcinoom of als er sprake is van een retrosternaal struma (moeilijk
te vervolgen) of van mechanische complicaties. Tegenwoordig wordt vaker overgegaan op therapie met radioactief jodium (soms in meerdere, kleine doses), wat zeker
op de langere termijn een strumareductie van ongeveer 50 procent kan bewerkstel-
ligen. Deze therapie werkt in het algemeen pas na één tot twee jaar.

3.3.2   Hypothyreoïdie

Oorzaken van hypothyreoïdie zijn meestal gelegen in de schildklier zelf. In dat geval wordt gesproken van primaire hypothyreoïdie. Veel zeldzamer zijn de hypofysaire (secundaire) en hypothalame (tertiaire) vorm. Van belang bij de secundaire en
tertiaire hypothyreoïdie is dat voor behandeling een eventuele tegelijk optredende

hypofunctie van de bijnier moet worden gediagnosticeerd en behandeld. Overigens kan ook primaire hypothyreoïdie tegelijk met de ziekte van Addison (hypofunctie van de bijnierschors, op auto-immunologische basis) voorkomen.

Er zijn vele oorzaken van hypothyreoïdie, die soms gepaard gaan met struma. In Nederland zijn de meest voorkomende oorzaken van hypothyreoïdie de auto-immuunthyreoïditis van Hashimoto en therapie met radioactief jodium of een operatie (veel minder vaak medicamenteuze therapie van hyperthyreoïdie). Wereldwijd is echter ook bij hypothyreoïdie jodiumdeficiëntie de belangrijkste oorzaak.

Klinisch beeld

Een hypothyreoïdie verloopt vaak sluipend en wordt dikwijls niet herkend. Vooral bij ouderen worden klachten vaak toegeschreven aan de leeftijd, omdat ze aspecifiek zijn. De meest voorkomende klachten zijn traagheid, lusteloosheid, koude-intolerantie, geringe gewichtstoename, spierzwakte en obstipatie. Bij het lichamelijk onderzoek kunnen de ruwe, lage stem, de grote tong en de periorbitale zwelling opvallen. Mits erop gelet wordt, wordt ook vaak myxoedeem gezien (zwelling van met name de benen).

Diagnostiek

In tegenstelling tot de klinische verschijnselen, die dus niet altijd even specifiek zijn, is de laboratoriumdiagnostiek meestal wel duidelijk. Bij een primaire hypothyreoïdie is de serum-TSH (vaak sterk) verhoogd en de FT_4-concentratie verlaagd. De combinatie van een lage FT_4 en een laag of laag-normaal TSH duidt gewoonlijk op een (zeldzame) secundaire of tertiaire hypothyreoïdie. Bij hypothyreoïdie kunnen het serumcholesterol en het creatinekinasegehalte (een spierenzym) verhoogd zijn.

Therapie

De therapie bestaat in alle gevallen uit het geven van schildklierhormoon, en wel levothyroxine (l-T_4). Tot voor kort werd altijd gestart met een lage dosering, die vervolgens langzaam werd opgehoogd. Tegenwoordig wordt, zeker als het klinisch beeld niet al te uitgesproken is, direct met de volledige substitutiedosis gestart, die meestal 100 tot 150 µg is. Als de hypothyreoïdie nog maar kort bestaat, kan zeker met de volledige dosis worden gestart. Bij patiënten met cardiale problemen zal men altijd met een lage dosis starten en die langzaam opvoeren (met inachtneming van een toename van de cardiale klachten). Gestreefd wordt naar een laag-normale TSH, omdat patiënten zich daarbij het best voelen. Bij ouderen is de nagestreefde TSH wat hoger.

Er is veel discussie geweest over het nut van toevoegen van T_3 aan de T_4-therapie. Patiënten voelden zich hier vaak beter bij, maar dit duurde gewoonlijk slechts kort en ging gepaard met een te hoge T_3-spiegel in het serum. Inmiddels is uit diverse publicaties gebleken dat er in feite geen plaats is voor T_3-suppletie bij hypothyreoïdie (volgens de NIV-richtlijn 2012 slechts in uitzonderingsgevallen en alleen via een internist met beoordeling na drie maanden).

Bijzondere situaties

Subklinische hypothyreoïdie

Bij subklinische hypothyreoïdie is de FT_4-concentratie nog normaal, maar de TSH-waarde (licht) verhoogd. Klachten zijn meestal gering of afwezig. In veel gevallen normaliseert het serum-TSH spontaan en is behandeling onnodig. Behandeling vindt soms wel plaats bij een herhaald serum-TSH boven 10 mU/l en aanwezigheid van antilichamen tegen schildklierperoxidase (TPO). Bij (zeer) oude patiënten blijkt de prognose slechter te zijn als tot behandeling wordt overgegaan en daarom wordt er bij hen meestal van afgezien.

Myxoedeemcoma

Bij zeer ernstige en dus vaak te laat (of niet) herkende hypothyreoïdie kan een myxoedeemcoma ontstaan. Dit is een zeer ernstige aandoening, die tot de dood kan leiden. Behandeling zal altijd plaatsvinden op een intensive care-afdeling, mede gezien de cardiale complicaties. Bij ernstige hypothyreoïdie kunnen ook psychose en ileus optreden.

3.3.3 Hyperthyreoïdie

De belangrijkste vormen van hyperthyreoïdie zijn auto-immuunhyperthyreoïdie (ziekte van Graves) en toxisch nodulair struma (ziekte van Plummer). De ziekte van Graves is een hyperthyreoïdie ten gevolge van stimulerende auto-immuunlichamen, vaak gepaard gaande met oogverschijnselen en soms pretibiaal myxoedeem. Pretibiaal myxoedeem is een ophoping van mucopolysachariden aan de voorkant van de onderbenen, specifiek voor de ziekte van Graves. De ziekte van Plummer is een hyperthyreoïdie ten gevolge van (een of meer) overactieve knobbels in de schildklier. Met multinodulair wordt bedoeld dat er meerdere knobbels (noduli) zijn.

Voorts zijn er enkele minder vaak voorkomende en zeldzame oorzaken en treedt thyreotoxicose op bij onder andere schildklierontstekingen ('Bijzondere situaties'). Met thyreotoxicose wordt de situatie van een verhoogde concentratie van schildklierhormoon in het bloed bedoeld, waarbij er niet per se sprake is van een te hard werkende schildklier. Belangrijk voor het begrip is dat hier bewust over thyreotoxicose wordt gesproken en niet over hyperthyreoïdie; bij een thyreoïditis werkt de schildklier immers niet te hard, maar is er sprake van lekkage van schildklierhormoon uit kapotte (ontstoken) schildkliercellen in de bloedbaan.

Ook is het van belang te constateren dat vorm- en functieafwijkingen van de schildklier niet met elkaar gecorreleerd zijn en dat hyperthyreoïdie een functioneel syndroom is, maar geen ziekte. Bovendien zijn bij schildklierziekten, zoals de ziekte van Graves, verschillende functionele toestanden mogelijk. Therapiekeus en follow-up zijn afhankelijk van de pathogenese en/of de oorzaak van de hyperthyreoïdie of thyreotoxicose.

Klinisch beeld

Het klinisch beeld bij de ziekte van Graves is veel meer uitgesproken dan bij het hyperthyreoïd multinodulair struma, waarbij weinig of geen symptomen optreden. De klachten bestaan uit gewichtsverlies (ondanks vaak toegenomen eetlust), nervositeit en onrust, moeheid, beven, dyspnoe, hartkloppingen, spierzwakte, warmte-intolerantie en overmatig transpireren, frequente defecatie en menstruatiestoornissen. Bij het lichamelijk onderzoek valt een warme, vochtige huid op, vaak tachycardie (soms atriumfibrillatie), soms een struma, soms oogverschijnselen en/of pretibiaal myxoedeem. Deze laatste twee verschijnselen komen voor bij de ziekte van Graves. Bij de ziekte van Graves worden soms ook andere auto-immuunverschijnselen, zoals vitiligo (witte huidplekken waar het pigment ontbreekt) gezien.

Diagnostiek

Ook bij hyperthyreoïdie is de TSH-concentratie in het serum het eerste screenend laboratoriumonderzoek. Als de TSH-waarde verlaagd is, wordt de FT_4 gemeten en als de FT_4-waarde normaal is, ook een T_3-concentratie. Bij ongeveer 15 procent van de patiënten met hyperthyreoïdie treedt namelijk een T_3-toxicose op met een normale FT_4. Een hypofysaire hyperthyreoïdie met hoog FT_4 en (soms licht) verhoogd TSH is uiterst zeldzaam.

Positieve schildklierantilichamen (m.n. tegen TSH-receptorstimulerende antilichamen (TSAb) en thyreoïdperoxidase, TPO) wijzen op het bestaan van de ziekte van Graves. Deze antilichamen tegen TPO komen nog vaker voor bij de ziekte van Hashimoto en zijn dus niet zeer specifiek, in tegenstelling tot de TSAb.

Afbeeldend onderzoek is niet altijd nodig. Eventueel kan schildklierscintigrafie worden verricht (de huisarts zal dit echter niet aanvragen), omdat daarbij een indruk kan worden verkregen van zowel anatomie als functie (verdeling). Ook kan bij nodulair struma een echografisch onderzoek worden overwogen. Bij thyreotoxicosis factitia (thyreotoxicose t.g.v. zelftoediening van schildklierhormoon) is het thyreoglobulinegehalte in serum onderdrukt, terwijl dit bij alle andere schildklieraandoeningen verhoogd is, en is de halsopname van radioactief jodium geremd (lege scan).

Therapie

In alle gevallen wordt bij een hyperthyreoïdie eerst medicamenteus behandeld. Gestart wordt met thyreostatica, meestal thiamazol (strumazol), eventueel propyl-thiouracil. Gewaarschuwd wordt voor keelpijn of koorts, wat kan duiden op leuk-openie als gevolg van beenmergremming, een zeldzame maar ernstige bijwerking van thyreostatica. Vaker komen jeuk en lichte huidverschijnselen voor, soms van voorbijgaande aard.

Zodra klinisch en biochemisch euthyreoïdie is bereikt, wordt schildklierhormoon in de vorm van L-thyroxine toegevoegd. Bij de ziekte van Graves worden patiënten één tot anderhalf jaar met deze combinatie behandeld, waarna bij ongeveer 50 procent van de patiënten een blijvende remissie optreedt. Bij persisteren of recidiveren wordt eerst opnieuw medicamenteus behandeld. In dit geval en altijd bij nodulair struma wordt na het bereiken van euthyreoïdie definitieve therapie aangeboden in de vorm van radioactief jodium (of zelden een operatie). Bij patiënten met de ziekte van Graves en oogverschijnselen wordt in geval van therapie met radioactief jo-dium soms prednison gegeven; hypothyreoïdie wordt bij voorkeur vermeden. Bij nodulair struma wordt direct voor definitieve therapie gekozen, omdat bij circa 85 procent van de patiënten medicamenteuze therapie niet afdoende is. Een operatie is met name geïndiceerd (ook bij de ziekte van Graves) als er sprake is van een kinderwens, recent jodiumgebruik (geen opname van radioactief jodium!), soms bij ernstig zieke patiënten (met name cardiaal) en als een patiënt daarvoor kiest.

Recent is literatuur beschikbaar gekomen, waaruit blijkt dat seleniumspiegels bij patiënten met de ziekte van Graves laag zijn en waarin geadviseerd wordt bij nieuw gediagnostiseerde patiënten gedurende 6 maanden selenium (2dd 100 ug) voor te schrijven. Eerder was al aangetoond dat selenium in deze dosering gunstige effecten had op de kwaliteit van leven van patiënten met Graves' oogverschijnselen.

Een door jodium geïnduceerde thyreotoxicose is vaak zeer moeilijk te behande-len. In de meeste gevallen is gespecialiseerde en ingewikkelde therapie nodig.

Bijzondere situaties

Subklinische hyperthyreoïdie

Bij subklinische hyperthyreoïdie is de TSH-concentratie in het serum verlaagd of on-derdrukt en zijn FT_4 en T_3 (nog) normaal. Omdat de range van de referentiewaarden van FT_4 en T_3 vrij breed is, kan het zo zijn dat patiënten met 'normale' FT_4- en T_3-waarden en een onmeetbaar laag TSH, toch hyperthyreoïde zijn. De TSH-concen-tratie is immers de gevoeligste parameter.

Bij deze patiënten worden ook vaker problemen gezien, zoals een verhoogde polsfrequentie, atriumfibrilleren en osteoporose (dit laatste met name na de over-gang). Alleen atriumfibrillatie is klinisch relevant en een reden om tot behandelen over te gaan. Of er ook werkelijk morbiditeit op de lange termijn voorkomt, is on-zeker. Daarom wordt meestal alleen vervolgd.

Thyreotoxische crise

De ernstigste vorm van hyperthyreoïdie of thyreotoxicose wordt een thyreotoxische crise genoemd. Dit is een zeer ernstige, maar gelukkig zeer zeldzame toestand. De verschijnselen zijn zeer heftig en omvatten koorts, excessieve hartkloppingen, misselijkheid en braken, diarree, hartfalen en soms icterus. Patiënten kunnen in coma raken en worden vaak behandeld op een intensive care-afdeling. De behandeling is moeilijk en de sterfte hoog.

3.3.4   Thyreoïditis

De meest voorkomende vorm van thyreoïditis is de subacute of virale thyreoïditis, ook wel thyreoïditis van De Quervain genoemd. De aandoening komt vrij vaak voor, soms zo mild dat hij niet wordt herkend en voor griep wordt aangezien. Omdat de ziekte meestal restloos en vanzelf geneest, is het ook niet erg als de diagnose wordt gemist. De aandoening komt vaker voor bij vrouwen dan bij mannen, vooral als er al een kleine struma bestaat. Waarschijnlijk kunnen verschillende virussen thyreoïditis veroorzaken, maar omdat er weinig consequenties zijn, wordt hier niet actief naar gezocht.

Andere vormen van thyreoïditis zijn chronische thyreoïditis (ziekte van Hashimoto), silent (= stille) thyreoïditis, postpartum thyreoïditis, chronisch fibroserende thyreoïditis (ziekte van Riedel) en bacteriële (abcederende) thyreoïditis (zeer zeldzaam).

Klinisch beeld

Gewoonlijk begint een virale thyreoïditis met een griepachtig beeld met moeheid, hoofdpijn, spierpijn en lichte temperatuurverhoging. Ook een luchtweginfectie kan aan het klinische beeld van een thyreoïditis voorafgaan. Na enkele dagen wordt de schildklier groter, vaster en pijnlijk, in het bijzonder bij druk.

Vaak is de struma zo hard dat gedacht wordt aan een carcinoom. In deze fase kunnen hyperthyreoïdieklachten optreden als gevolg van de thyreotoxicose, die ontstaat door lekkage van schildklierhormoon uit de kapotte cellen. Als de cellen leeg zijn, ontstaat een wat langer durende hypothyreoïde fase, waarna gewoonlijk een spontaan herstel optreedt. Slechts bij ongeveer 5 procent is de hypothyreoïdie blijvend.

Diagnostiek

Het klinisch beeld, mits herkend, is kenmerkend en leidt al vaak tot de juiste diagnose. In het begin is de TSH laag en zijn FT_4 en T_3 hoog. Dit gaat gepaard met een vaak sterk verhoogde BSE (= bezinkingssnelheid van erytrocyten; soms hoger dan 100) en een schildklierscan waarop geen of weinig opname van radioactief jodium zichtbaar wordt, omdat de kapotte cellen daartoe niet in staat zijn. Vervolgens treedt een hypothyreoïde fase op met uiteindelijk een spontaan herstel. Schildklierantili-chamen kunnen kortdurend verhoogd aanwezig zijn, wat het differentiëren van de ziekte van Hashimoto bemoeilijkt.

Therapie

Therapie is meestal niet nodig. Bij ernstige pijnklachten kunnen het beste salicyla-ten, paracetamol of NSAID's worden gegeven. Bij heftige hartkloppingen kan soms therapie met bètablokkers nodig zijn. Bij zeer ernstige gevallen en zeer zelden is behandeling met prednison aangewezen: eerst in een hoge dosis (30-40 mg), die in drie tot zes weken wordt afgebouwd tot nul. Behandeling met schildklierremmers of schildklierhormoon is eigenlijk nooit nodig. Na herstel normaliseren bezinking, schildklierfunctie en de halsopname van radioactief jodium.

3.3.5   Schildkliercarcinoom

Schildkliercarcinomen komen niet vaak voor en de sterfte eraan is laag. Zoals alle schildklieraandoeningen komen ze vaker bij vrouwen dan bij mannen voor; als echter bij een man een knobbel (nodus) wordt gevonden is de verdenking op een maligniteit groter, juist omdat bij de man schildklieraandoeningen minder vaak voorkomen. Er zijn meestal niet veel klachten. Metastasen van carcinomen elders en lymfomen zijn nog zeldzamer.

Diagnostiek

Bij een klinisch solitaire of prominente nodus is cytologisch onderzoek altijd geïn-diceerd, echografie kan soms behulpzaam zijn om de laesie te puncteren. Bij twijfel over de cytologische diagnose (meestal in het geval van folliculaire proliferatie of Hürthle-celproliferatie) is de volgende diagnostische stap een hemithyroïdectomie (het verwijderen van de helft van de schildklier) ter verkrijging van materiaal voor histologisch onderzoek. De schildklierfunctie is bij maligniteiten gewoonlijk normaal.

Therapie

Als bij hemithyroïdectomie een carcinoom met zekerheid is gediagnosticeerd, wordt gewoonlijk na enkele weken ook de rest van de schildklier chirurgisch ver-wijderd. Omdat vrijwel altijd wel een (klein) deel van de schildklier achterblijft, wordt ongeveer vier weken na de operatie therapie met radioactief jodium gege-ven om het restant van de schildklier te destrueren. Daarna wordt levothyroxine voorgeschreven om de schildklierfunctie te substitueren en de TSH (die eventueel achtergebleven tumorweefsel kan stimuleren) te onderdrukken. Bij verdenking op persisteren of een recidief wordt de levothyroxinetherapie meestal gestaakt om opnieuw na te gaan of in het lichaam radioactief jodium wordt opgenomen, waarna zo mogelijk ook weer therapie met radioactief jodium kan plaatsvinden. In deze periode wordt vaak ook een jodiumarm dieet voorgeschreven om de opname van jodium te verhogen (Dieetleer, hoofdstuk 60 'Jodiumbeperkt voorbereidings-dieet').

3.3.6 Overige schildklierproblemen

MEN-syndromen en PGA-syndromen

Bij multipele endocriene neoplasiesyndromen (MEN), die vaak familiair voorkomen, is er sprake van het gelijktijdig voorkomen van primaire hyperparathyreoïdie, alvleesklieradenomen en hypofyseadenomen (type 1); primaire hyperparathyreoïdie, medullair schildkliercarcinoom en feochromocytoom (type 2a); of medullair schildkliercarcinoom, feochromocytoom, neuromen en Marfan-habitus (type 2b).

Bij de polyglandulaire auto-immuunsyndromen (PGA) zijn er twee combinaties van auto-immuunziekten. Bij type I kan hypothyreoïdie voorkomen en bij type II kunnen hypothyreoïdie en de ziekte van Graves voorkomen.

Zwangerschap

In de zwangerschap groeit de schildklier minder dan vroeger werd aangenomen. Patiënten met hyperthyreoïdie worden niet gemakkelijk zwanger, alleen als de hyperthyreoïdie is behandeld. Omdat thyreostatica de placenta wel en schildklierhormoon de placenta niet passeert, wordt met zo min mogelijk thyreostaticum behandeld, zonder schildklierhormoon. Bij hyperemesis gravidum (zwangerschapsbraken) kan een beeld van hyperthyreoïdie optreden door hoge hCG-spiegels via een TSH-achtige werking.

Onbehandelde hypothyreoïde patiënten worden ook niet gemakkelijk zwanger. Indien goed gesubstitueerd, is het gewoonlijk nodig in het begin van de zwangerschap de substitutietherapie levothyroxine met 25 à 50 µg te verhogen in verband met de toegenomen l-T_4-behoefte.

Na de partus dient bij alle kinderen van moeders met schildklierziekten (extra) controle van de schildklierstatus plaats te vinden. Dit gebeurt standaard al via de hielprik.

Na de bevalling (soms vele maanden erna) kan een thyreotoxicose optreden, die op een postpartum thyreoïditis berust. Het beeld lijkt op een stille thyreoïditis (par. 3.3.4) en gaat vanzelf over. Dit treedt vaker op bij mensen met diabetes en kan bij een volgende zwangerschap recidiveren.

3.4   Voedingsaspecten

De rol van voeding bij schildklieraandoeningen in Nederland is klein en betreft vooral de jodiuminname. Jodium is een essentieel onderdeel van de schildklier-hormonen T_4 (thyroxine, bevat vier jodiumatomen) en T_3 (tri-jodothyronine, bevat drie jodiumatomen). Jodium wordt vooral verkregen door consumptie van zee- en schaalvis en in mindere mate van melk, eieren en vlees (afhankelijk van de hoeveelheid jodium in de voeding van de veestapel). In Nederland wordt jodium toegevoegd aan het bakkerszout, waardoor het meeste jodium het lichaam bin-nenkomt via het brood en via gejodeerd keukenzout (jozo-zout). Als er een sterke zoutbeperking wordt nagestreefd, is het niet ondenkbeeldig dat er een jodiumtekort ontstaat, met name als er onvoldoende andere jodiumhoudende voedingsstoffen worden gebruikt.

De World Health Organization (WHO) adviseert een dagelijkse jodiuminname van 150 µg voor volwassenen en 200 µg tijdens zwangerschap en lactatie. Indien aan deze behoefte niet wordt voldaan, kunnen er afwijkingen optreden, zoals schild-klierfunctiestoornissen en – als het tekort ernstig is – endemisch struma (vergrote schildklier) en mentale retardatie.

Er zijn gebieden waar de dagelijkse jodiuminname te laag is en een deel van de bevolking aandoeningen ten gevolge hiervan heeft. Dit is met name in bergachtige gebieden (zoals de Himalaya- en Andesgebergten, waar de grond weinig jodium bevat) en gebieden ver van de oceanen (centrale delen van Afrika en Azië alsmede Centraal- en Oost-Europa). Nog altijd komt hier mentale retardatie voor door jodi-umdeficiëntie op de kinderleeftijd.

Selenium is een spoorelement en essentieel voor de schildklierhormoonsynthese. Hoewel de seleniuminname in Europa in sommige landen lager is dan de geadvi-seerde hoeveelheid van 75 microgram per dag, treden schildklierproblemen (struma of schildklierfunctiestoornissen) pas op bij een ernstig tekort. De seleniumstatus in de bodem bepaalt de hoeveelheid selenium in de verbouwde gewassen en het vee. Als in een bepaald gebied de bodem arm is aan selenium, zullen er eerder tekorten in de voeding ontstaan. In Nederland komt een ernstige seleniumdefici-entie waarschijnlijk uiterst zelden voor. Er zijn seleniumsupplementen waarin kelp aanwezig is, waardoor meer dan de gewenste dagelijkse hoeveelheid jodium wordt ingenomen.

Andere voedingssupplementen bevatten in het algemeen een lagere dosis jodium. In een multivitaminetablet is dit meestal ongeveer 75 mcg, in andere preparaten nog veel minder. Kelptabletten (zeewier) kunnen echter wel zeer rijk zijn aan jodium.

Van soja wordt gezegd dat dit de schildklierfunctie beïnvloedt. Isoflavonen of soja-eiwit kunnen schildklierperoxidase remmen. In een recent onderzoek bij ge-zonde jonge mannen bleek echter dat de isoflavonen in soja de schildklierhormoon-concentratie niet beïnvloedden. Een eerder overzichtsartikel gaf ook aan dat soja geen invloed had op de schildklierfunctie indien er geen sprake was van jodiumde-ficiëntie.

3.5 Conclusies voor de praktijk

De rol van de diëtist bij schildklieraandoeningen is klein en blijft in feite beperkt tot eventuele bemoeienis met het jodiumbeperkt dieet. Dat wordt geadviseerd aan schildkliercarcinoompatiënten die diagnostiek of therapie met radioactief jodium moeten ondergaan.

Referenties

Arum SM, He X, Braverman LE. Excess iodine from an unexpected source. *N Engl J Med* 2009; 360: 424–6.

Bayliss RIS, Tunbridge WMG. Bewerkt door Elte JWF, Nieuwenhuijzen Kruseman AC. *Schildklierziekten, de feiten*, 2e druk. Houten: Bohn Stafleu van Loghum, 2003.

Braverman LE, Cooper DS (eds). Werner & Ingbar's The Thyroid. A Fundamental and Clinical Text, 10th edition. Wolters Kluwer/Lippincott Williams & Wilkins, 2012.

Bülow Pederson, e.a. Serum selenium is low in newly diagnosed Graves' disease: a population-based study. *Clin Endocrinol* 2013; 79: 584–90.

Dillingham BL, McVeigh BL, Lampe JW, Duncan AM. Soy protein isolates of varied isoflavone content do not influence serum thyroid hormones in healthy young men. *Thyroid* 2007; 17: 131–7.

Elte JWF, Nieuwenhuijzen Kruseman AC. Endocrinologie. In: Reitsma WD, Elte JWF, Overbosch D (red.). *Compendium differentiële diagnostiek in de interne geneeskunde*, 2e druk. Houten: Bohn Stafleu van Loghum, 2005.

Elte JWF, Eskes SA. Voeding en functiestoornissen van de schildklier. In: *Het voeding formularium*, pp 293-306. Houten: Bohn Stafleu en van Loghum, 2010.

Elte, JWF. *Mijn schildklier werkt niet goed. En nu?* (Reeks Spreekuur Thuis). Utrecht/Antwerpen: Kosmos uitgevers bv, 2012.

Elte JWF. Schildklierstoornissen (pdf). Utrecht: www.fto.nl, 2013.

Escobar-Morreale HF, e.a. Thyroid hormone replacement therapy in primary hypothyroidism: a randomized trial comparing l-thyroxine plus liothyronine with l-thyroxine alone. *Ann Intern Med* 2005; 142: 412–24.

Gussekloo J, e.a. Schildklierfunctie, dagelijks functioneren en overleving van de oudste ouderen: de 'Leiden 85-plus studie'. *Ned Tijdschr Geneeskd* 2006; 150: 90–6.

Jameson JL (editor). *Harrison's Endocrinology*. The McGraw-Hill Companies, Inc., 2006.

Van Lieshout J, e.a. NHG-Standaard Schildklieraandoeningen (tweede herziening). *Huisarts Wet* 2013; 56: 320–30.

Liu Y, e.a. Thyroid volume, goiterprevalence, and selenium levels in an iodine-sufficient area: a cross-sectional study. *BMC Public Health* 2013; 13: 1153.

Marcocci C, e.a. Selenium and the course of mild Graves' orbitopathy. *N Engl J Med* 2011; 364: 1920–31.

Messina M, Redmond G. Effects of soyprotein and soybean isoflavones on thyroid function in healthy adults and hypothyroid patients: a review of the relevant literature. *Thyroid* 2006; 16: 249–58.

NIV-richtlijn Schildklierfunctiestoornissen, revisie 2012.

Surks MI, e.a. Subclinical thyroid disease: scientific review and guidelines for diagnosis and management. *JAMA* 2004; 291: 228–38.

Teas J, Pino S, Critchley A, Braverman LE. Variability of iodine content in common commercially available edible seaweeds. *Thyroid* 2004; 14: 836–41.

Wiersinga WM, Krenning EP (red.). *Schildklierziekten*, 2e druk. Houten: Bohn Stafleu van Loghum, 1998.

Hoofdstuk 4
Voedingsadviezen bij lithiumgebruik

J.A. Melissen-Leeuwen, J.C. Pruissen-Boskaljon en R.C. van Hoorn

Samenvatting Voor de behandeling van een bipolaire stoornis wordt al sinds 1949 het medicijn 'lithium' door psychiaters voorgeschreven. Lithium kan grote stemmingsstoornissen voorkomen of verminderen in hevigheid. Het middel is bij 70-80 procent van de gebruikers effectief. Aanvankelijk zijn er vaak bijwerkingen, zoals gastro-intestinale klachten en tremor. Deze bijwerkingen verdwijnen meestal na enkele weken. Bijwerkingen op het urineconcentrerend vermogen (zoals polyurie waardoor weer polydipsie ontstaat) en hypothyreoïdie, hyposialie en gewichtstoename kunnen daarentegen blijvend hinder geven. Op den duur kan nefrogene diabetes insipidus optreden doordat lithium de werking van het hormoon ADH blokkeert. In dit hoofdstuk wordt ook ingegaan op het risico op lithiumintoxicatie. Voedingsadviezen bij lithiumgebruik worden besproken. Om bijwerkingen te voorkomen en therapietrouw te bevorderen is het van belang de dieetinterventie in te zetten, zodra men start met lithium.

4.1 Inleiding

In de Richtlijn bipolaire stoornissen (Nolen e.a., 2008) is lithium een middel van eerste keus in de acute manische fase, maar ook als onderhoudsbehandeling bij een bipolaire stoornis. Bij een depressieve episode wordt een antidepressivum gegeven in combinatie met een stemmingsstabilisator. Bij een manische episode wordt een antipsychoticum gegeven naast een stemmingsstabilisator. Lithium is een bewezen effectief middel en vermindert tevens suïcidepogingen en suïcides (Nolen e.a., 2008).

Lithium gedraagt zich in het lichaam enigszins als natrium. Wanneer het lichaam te weinig natrium binnenkrijgt, bijvoorbeeld bij ernstig gewichtsverlies, diarree of

J.A. Melissen-Leeuwen (✉) · J.C. Pruissen-Boskaljon · R.C. van Hoorn
Diëtist Parnassia Groep, Den Haag, The Netherlands

© 2014 Bohn Stafleu van Loghum, onderdeel van Springer Media BV
M. Former et al. (Red.), *Informatorium voor Voeding en Diëtetiek*,
DOI 10.1007/978-90-368-0697-8_4

koorts, reageren de nieren op deze toestand door minder natrium via de urine uit te scheiden. Bij lithiumgebruikers houden de nieren behalve natrium ook lithium vast, waardoor de plasmaspiegel stijgt. Dat is de reden waarom ook lithiumgebruikers adviezen moeten krijgen ten aanzien van het gebruik van zout en vocht.

Diëtisten die werkzaam zijn in de psychiatrie en de zorg voor verstandelijk gehandicapten, worden regelmatig geconfronteerd met patiënten die bijwerkingen hebben ten gevolge van lithiumgebruik. Bijwerkingen kunnen onder andere zijn: overgewicht, schildklierafwijkingen en veranderingen in de mondgezondheid. Ook lithiumintoxicatie en nefrogene diabetes insipidus kunnen voorkomen. De ervaring leert dat overgewicht veroorzaakt door lithium, maar ook door andere psychofarmaca, een moeilijk te behandelen vorm van overgewicht is. In de Richtlijn bipolaire stoornissen wordt aanbevolen om de somatische zorg voor patiënten met een bipolaire stoornis in nauwe samenwerking met huisarts, internist, diëtist en het laboratorium te organiseren (Nolen e.a., 2008).

4.2   Bipolaire stoornis

Een bipolaire stoornis is een recidiverende stemmingsstoornis die wordt gekenmerkt door het optreden van manische, hypomanische, depressieve en gemengde episoden met daartussen kortere of langere relatief symptoomvrije perioden (Wilting e.a., 2008). Voor het stellen van de diagnose worden de DSM-5-criteria aangehouden (APA, 2013).

In Nederland is de prevalentie van de bipolaire stoornis 1,9 procent (1,6% bij mannen en 2,2% bij vrouwen). De gemiddelde leeftijd bij het begin van de bipolaire stoornis is 22 jaar (Nolen e.a., 2008). Volgens het RIVM waren er in 2011 91.100 volwassenen met een bipolaire stoornis. Trimbos-Instituut waren er in 2009 88.400 volwassenen met een bipolaire stoornis. Er is een hoge mate van comorbiditeit met angststoornissen, middelenmisbruik en persoonlijkheidsstoornissen (Nolen e.a., 2008).

4.3   Behandeling met lithium

4.3.1   Werking

Lithium is afgeleid van het Griekse woord 'lithos', dat steen betekent en verwijst naar de vindplaats van lithium in vulkanisch steen en minerale bronnen (Wilting e.a., 2008). Lithium werd voor het eerst als behandelmogelijkheid ingezet voor bipolaire stoornissen in 1890 (Nolen e.a., 2008). Behandeling met lithiumzout en lithiumcarbonaat (merknamen Priadel® en Camcolit®) is erop gericht de stemmingsstoornis te normaliseren of na herstel eventuele stemmingsschommelingen in de toekomst te voorkomen. De farmacologie van lithium is complex; er blijken invloeden op zowel het serotonerge als op het noradrenerge systeem te bestaan (op de neurotransmittors serotonine en noradrenaline). Het exacte werkingsmechanisme is onbekend.

De profylactische werking van lithium is afhankelijk van een goede lithiumconcentratie in het bloed. Lithiumcarbonaat wordt in relatief korte tijd aan het bloed afgegeven. De hoeveelheid medicatie verschilt per individu omdat de ene persoon lithium sneller uitplast dan de andere. Regelmatige controle van de bloedplasmaspiegel is noodzakelijk. Nadat de patiënt is ingesteld op de medicatie komt hij gemiddeld eenmaal per drie tot zes maanden naar het laboratorium voor bloedonderzoek. Lithium kent een smalle therapeutische breedte, wat wil zeggen dat ineffectieve en toxische spiegels dicht bij elkaar liggen. Bij profylactisch gebruik ligt de bloedplasmaconcentratie tussen 0,6 en 0,8 mmol/l (Peeters & Decalonne, 2010). Bij ouderen tussen 0,4 en 0,6 mmol/l.

Doordat het geruime tijd duurt voordat de werking van lithium zichtbaar wordt, begint men bij de behandeling van een manie vaak direct al met een antipsychoticum. Om een depressie te verkorten wordt een antidepressivum voorgeschreven.

4.3.2 Bijwerkingen

Sommige bijwerkingen bij het gebruik van lithium treden op in een vroeg stadium van de behandeling; van andere is bekend dat zij in een latere fase optreden. Ze zijn in te delen in bijwerkingen van voorbijgaande aard of die langer aanhouden. Bijwerkingen kunnen aanleiding zijn om de behandeling met lithium te staken (Nolen e.a., 2008; Wilting & Heerdink, 2009) (Tabel 4.1).

Vroeg optredende bijwerkingen en behandeling

Misselijkheid en diarree

Lithiumgebruik kan misselijkheid, braken, maagpijn en diarree tot gevolg hebben. Deze klachten kunnen in het begin van de behandeling optreden en verdwijnen na enige tijd. Wanneer de klachten hevig zijn of aanhouden, is het aan te raden dat de patiënt contact opneemt met de behandelaar. Het kan dan nodig zijn de lithiumdosering aan te passen.

Hypothyreoïdie

Bij 5-35 procent van de met lithium behandelde patiënten ontstaat hypothyreoïdie binnen de eerste twee jaar na start van de therapie. Dit verdwijnt meestal na een jaar, tenzij het veroorzaakt is door een lithiumintoxicatie.

Fase van behandeling	Soort bijwerking	Voorkomen van bijwerking
Vroeg optredend, over het algemeen voorbijgaand	misselijkheid	5–10%
	diarree	6–30%
	hypothyreoïdie	5–35%
Vroeg optredend, over het algemeen aanhoudend	gewichtstoename	11–65%
	hyposialie/dorst	50%
	vieze smaak	25%
	tremor*	28–45%
	cognitieve stoornissen en concentratiestoornissen*	10–43%
Laat optredend, over het algemeen aanhoudend	polyurie	15–40%
	polydipsie	38–70%
	nefrogene diabetes insipidus	12%
	hyperparathyreoïdie	5–25%
	acne en psoriasis	7%
	oedeem**	10%

* Deze problemen worden niet door de diëtist besproken.
** Dit is in meeste gevallen een gevolg van het vele drinken. Bij ernstig oedeem wordt het door de arts/internist behandeld.

Tabel 4.1 Bijwerkingen van lithiummedicatie.

Hypothyreoïdie blijkt uit een verhoogd TSH, gepaard gaand met een verlaging van T4. Hypothyreoïdie komt vaker voor bij de start van de behandeling, bij vrouwen > 50 jaar, bij jodiumdeficiëntie en gewichtstoename (Peeters & Decalonne, 2010). Meestal is het te corrigeren met schildklierhormonen en vormt het geen reden om lithium te staken.

Verschijnselen bij een trage schildklierwerking kunnen onder andere zijn: gewichtstoename, traagheid, kouwelijkheid en obstipatie. Volgens de Richtlijn bipolaire stoornissen dient 1× per halfjaar de schildklierfunctie gecontroleerd te worden.

Hyperthyreoïdie komt bij de behandeling met lithium minder vaak voor dan hypothyreoïdie. Het aantal patiënten valt te verwaarlozen en het is daarom niet opgenomen in de tabel.

Gewichtstoename

Gewichtstoename is bij een kwart van de patiënten een ongewenste bijwerking van de inname van lithium. Het feit dat de stemming verbetert en de eetlust toeneemt kan een oorzaak zijn. Na een manie kan het zelfs wenselijk zijn dat de patiënt aankomt. Anderzijds is gewichtstoename van de patiënten het gevolg van een tijdelijk tragere schildklierwerking door lithiumgebruik. Als er meer wordt gedronken dan voorheen – zeker wanneer dat energierijke dranken zijn – kan gewichtstoename het gevolg zijn. Daarom is het zinvol om het vochtgebruik (soort en hoeveelheid) na te vragen, omdat drie tot vijf liter (of meer) drinken per dag niet ongebruikelijk is. Tenslotte is lithium een soort zout en kan het vocht vasthouden. Dit kan een gewichtstoename geven van zo'n 3-5 kg.

Hyposialie, dorst en vieze smaak in de mond

Lithium is een zout en geeft soms een zoute, metaalachtige smaak in de mond. Een deel van de lithiumgebruikers heeft een droge mond door verminderde speekselproductie (hyposialie; verder par. 4.4). Daarnaast komt dorst voor bij ruim 50 procent van de patiënten die lithium gebruiken.

Laat optredende bijwerkingen:

Polyurie

Er wordt gesproken over polyurie, als er sprake is van een diurese van meer dan 3 l per dag, Dit komt voor bij 19 procent van de lithiumgebruikers. Overmatige urine-uitscheiding bij lithiumgebruik kan optreden vanwege overmatig drinken door een droge mond.

Bij een polyurie > 4 liter kan er ook sprake zijn van onvermogen van de nieren tot terugresorptie van water. Men doet er goed aan de nierfuncties te controleren op mogelijk nefrogene diabetes insipidus. Bij nefrogene diabetes insipidus treedt overmatige polyurie op en zal het soortelijk gewicht van de urine (osmolaliteit) < 300 mosmol/l zijn. De polyurie kan snel reversibel zijn na het staken van lithium, maar ook langzaam of helemaal niet herstellen (Nolen e.a., 2008).

Polydipsie

Overmatig drinken ontstaat omdat lithiumgebruik een droge mond veroorzaakt door een anticholinergische (bij)werking of door een psychogene polydipsie, waarbij men zonder somatische oorzaak gewend is om bij dorstgevoel geen glas, maar een halve literfles in één keer leeg te drinken. Overmatig drinken kan ook in verband staan met overmatige urine-uitscheiding,

Bij 38-70 procent van de patiënten treedt polydipsie op. Dit kan al na enkele weken beginnen (Nolen e.a., 2008).

Nefrogene diabetes insipidus (NDI)

Bij langdurig gebruik van lithium kan op den duur een nefrogene diabetes insipidus (NDI) optreden. Er is dan sprake van polyurie met meer dan 50 ml/kg lichaamsgewicht/dag en de osmolariteit van de urine is < 300 mosmol/l. Door middel van een dorstproef (waterdeprivatie), waarbij de patiënt een aantal uren niet mag drinken, wordt de diagnose NDI gesteld. Bij gezonde mensen neemt de urineproductie dan af, bij diabetes insipiduspatiënten gaat deze gewoon door.

Bij 54 procent van met lithium behandelde patiënten kan een stoornis in het concentrerend vermogen van de nieren worden aangetoond doordat lithium de werking van het antidiuretisch hormoon (ADH) blokkeert, waardoor onvoldoende water gereabsorbeerd wordt. De diurese neemt daardoor toe en de osmolaliteit van de urine neemt af (Van Gerven & Boer, 2006). Indien geen extra vochtinname plaatsvindt, zal er een dehydratie en hypernatriëmie optreden.

NDI verhoogt het risico op uitdroging en lithiumintoxicatie, vooral in situaties van inadequate compensatoire vochtintake. Vooral ouderen hebben hierbij een verhoogd risico, omdat zij vaak minder goed drinken. 12 procent van de lithiumgebruikers ontwikkelt op den duur NDI en 40 procent krijgt symptomen die doen denken aan een verminderde urineconcentratie (Nolen e.a., 2008).

NDI wordt door de arts behandeld met amiloride of thiazidediuretica. De lithiumdosis wordt met een kwart tot een derde verminderd. Na het instellen op een diureticum moet de lithiumbloedspiegel regelmatig gecontroleerd worden en op basis daarvan wordt de dosis lithium aangepast. Bij deze medicatie moet men alert zijn op het ontstaan van hyperkaliëmie (Nolen e.a., 2008).

Hyperparathyreoïdie

Hyperparathyreoïdie komt voor bij lithiumbehandeling en wordt veroorzaakt door een stijging van het calcium in bloed en een normaal of verhoogd parathyreoïdhormoon (PTH). Vrouwen op hogere leeftijd lopen een groter risico op deze aandoening (Peeters & Decalonne, 2010).

Acne en psoriasis

Wanneer deze huidaandoeningen in ernstige mate optreden, kan het nodig zijn om de patiënt te verwijzen naar de dermatoloog.

Complicaties en comorbiditeit door lithiummedicatie

Nierinsufficiëntie

Langdurig lithiumgebruik wordt geassocieerd met een verhoogde kans op achteruitgang van de nierfunctie bij 15-20 procent van de patiënten. Bij een klein deel van hen kan dit overgaan in een progressieve nierinsufficiëntie. De oorzaak hiervan is vooralsnog onbekend (Peeters & Decalonne, 2010).

Dehydratie

Polyurie is niet gevaarlijk zolang patiënten net zoveel drinken als de diurese bedraagt, het is wel hinderlijk. Indien men onvoldoende drinkt of last heeft van diarree of braken of overmatig transpireert door koorts of een warme omgeving, bestaat de kans op dehydratie. Bij gebruik van diuretica neemt de diurese toe, met het risico dat de lithiumconcentratie stijgt, met de kans op lithiumintoxicatie. Indien diuretica niet te vermijden zijn, moet de lithiumdosis worden aangepast onder frequentere spiegelcontrole (bijvoorbeeld eenmaal per twee dagen tot een constante therapeutische spiegel is bereikt) (Nolen e.a., 2008).

Een belangrijke risicogroep vormen oudere mensen die lithium gebruiken en die bij ziekte hypernatriëmie ontwikkelen, bijvoorbeeld door onvoldoende vochtinname (Gokulkrishnan e.a., 2001).

Lithiumintoxicatie

Een lithiumintoxicatie is een ernstige en potentieel levensbedreigende toestand die direct behandeld moet worden. Lithiumintoxicatie kan door NDI ontstaan, maar ook door een te hoge dosering of een vergissing in dosering, een verstoorde water- en natriumbalans – bijvoorbeeld door het overschakelen op een natriumarm dieet, door natriumverlies bij hevig transpireren (verblijf in de tropen!), bij hoge koorts, bij braken of diarree –, door te weinig eten en drinken, bij diureticagebruik en bij nierfunctiestoornissen. Na een Roux-Y gastric bypass-operatie wordt de medicatie versneld opgenomen en de opname is hoger, waardoor lithiumspiegels stijgen, met als gevolg lithiumintoxicatie (Tripp, 2011).

Intoxicatieverschijnselen treden meestal op bij bloedspiegels boven 1,5-2,0 mmol/l, maar kunnen ook bij lagere en zelfs bij therapeutische spiegels voorkomen. Zowel de behandelaar als de diëtist en de patiënt moeten alert zijn op de volgende verschijnselen:

- verminderde eetlust, misselijkheid, braken, diarree;
- spierzwakte, grove tremor (handen en kaak!), spierschokjes, verstoringen van het evenwicht en bewegingscoördinatie, spraakstoornis;
- slaperigheid, sufheid en traagheid;
- afname polsfrequentie, ECG-veranderingen

Later kan optreden:

- opwinding (niet te verwarren met manie!);
- hypertonie en spiertrekkingen, hyperreflexie, onwillekeurige bewegingen van de ogen;
- insulten;
- bewustzijnsdaling tot (sub)coma;
- oligurie tot anurie;
- EEG-afwijkingen.

Uiteraard moet de arts worden gewaarschuwd. Omdat lithiumintoxicatie kan leiden tot hypothyreoïdie en uiteindelijk tot NDI en mogelijk nierinsufficiëntie, is een adequaat monitoren van bijwerkingen door de behandelaar noodzakelijk.

4.4   Aandachtspunten met betrekking tot de voedingsadvisering

4.4.1   Misselijkheid en diarree

Misselijkheid komt vooral kort na het innemen van medicatie voor. Door lithium in te nemen samen met voeding, bijvoorbeeld een cracker, rijstwafel, banaan of schaaltje yoghurt, nemen de klachten af. Diarree treedt vaak in het begin van lithiumbehandeling op. Hierbij zijn de algemene adviezen van toepassing. Voor voedingsadviezen bij diarree zie Dieetleer hoofdstuk 4 'Voeding bij dikkedarmaandoeningen' (Wierdsma & Van Bodegraven, 2013).

4.4.2   Gewichtstoename

Bij gewichtstoename kan de patiënt door de psychiater worden doorverwezen naar de diëtist. In het verleden werd pas naar de diëtist doorverwezen wanneer een patiënt 10 kg of meer in gewicht was aangekomen. Het bleek dan een zeer moeizame taak de patiënt adequaat te begeleiden. Het gewicht kan ten gevolge van de lithium en een wisselende natrium- en vochtinname sterk schommelen.

Uit intern onderzoek onder lithiumgebruikers (n=360) (diëtetiek Parnassia 1992) bleek dat de gemiddelde gewichtstoename 10 kg (± 0-25 kg) bedroeg. Deze uitkomst heeft geleid tot de ontwikkeling van voedingsadviezen voor lithiumgebruikers (Melissen-Leeuwen & Pruissen-Boskaljon, 2008). De behandelaars hebben protocollair vastgelegd dat de patiënt bij aanvang van de lithiumbehandeling wordt verwezen naar de diëtist. Wanneer patiënten erop zijn voorbereid dat hun gewicht als gevolg van het lithiumgebruik kan stijgen en schriftelijke adviezen hebben meegekregen, is de verwachting dat het aantal patiënten met overgewicht ten gevolge van lithiumgebruik zal afnemen. Men dient de patiënt erop te wijzen dat een gewichtstoename van 3-5 kg normaal is: deze toename wordt veroorzaakt doordat het lichaam extra vocht vasthoudt als gevolg van het lithiumgebruik.

Deze vooraf gegeven informatie zat de therapietrouw bevorderen. Het is bekend dat na het staken van de lithiumtherapie de kans op terugkeer van het ziektebeeld groot is (Nolen e.a., 2008).

De behandeling van overgewicht bestaat uit het verhogen van het energieverbruik (meer bewegen) en het verminderen van energie-inname ofwel leefstijlaanpassing. Voor uitgebreide informatie zie Dieetleer hoofdstuk 38 'Obesitas bij volwassenen'

(Pijl, mei 2009). Men dient rekening te houden met de verminderde zoutinname als gevolg van minder eten en dus de kans op verhoging van de lithiumspiegel.

4.4.3 Natriumgebruik

Bij lithiumgebruik moet de natriuminname redelijk constant zijn. De patiënt mag niet zonder medeweten van de behandelaar beginnen met een natriumbeperkt dieet of een energiebeperkte voeding. Bij natriumverlies door diarree, braken of hevig transpireren (bij koorts) moet de inname worden verhoogd, bijvoorbeeld door een glas bouillon, een kop soep, tomatensap met zout, olijven of hartig beleg op brood of beschuit. Zijn de klachten hevig of duren ze langer dan enkele dagen, dan is het belangrijk dat de patiënt zijn behandelend arts raadpleegt.

Wanneer de patiënt een warm land bezoekt of wanneer het 's zomers een tijdlang erg warm is in eigen land, krijgt men het advies om de natriuminname te verhogen. Meestal is een glas bouillon of een extra kop soep al voldoende (Melissen-Leeuwen & Pruissen-Boskaljon, 2008).

4.4.4 Droge mond

Door het lithiumgebruik en de optredende dorst en/of droge mond kan de vochtinname sterk toenemen. Het zou goed zijn om de patiënt bij dieetbegeleiding 1× per drie maanden gedurende één dag de vochtinname te laten noteren of dit secuur na te vragen. Door dit te monitoren kan de diëtist gericht advies geven. De vochtinname kan worden verhoogd indien de diurese toeneemt. De maximale vochtinname is 3 liter onder normale omstandigheden. Een sterk verhoogde inname/diurese zou een signaal kunnen zijn voor NDI.

Frisse, lichtzure producten stimuleren de speekselproductie en kunnen helpen bij een droge mond. Voedingsmiddelen die gebruikt worden zijn zuurtjes, kauwgom, een zure appel, een waterijsje, stukken watermeloen uit de koelkast, vruchtenthee, mineraalwater met citroensap, zilveruitjes, een schaaltje yoghurt of friszuur broodbeleg (Melissen-Leeuwen & Pruissen-Boskaljon, 2008).

4.4.5 Mondgezondheid

De mondgezondheid en het risico op cariës (Brand e.a., 2012) wordt bij lithiumgebruik beïnvloed door toename van de eetlust en het gebruik van meer (energierijke) dranken bij een droge mond en dorstgevoel.

Verminderde speekselproductie (hyposialie) wordt bij lithiumtherapie frequent waargenomen. Hierdoor vermindert de beschermende werking van speeksel op het gebit en is er een groter risico op cariës. Bij het advies om frisse, lichtzure dranken te gebruiken hoort de kanttekening dat deze het risico op cariës kunnen vergroten. Daarom is het van belang om vruchtensappen met water te verdunnen, zodat de pH niet te laag wordt. Ook wordt geadviseerd om kort na het innemen van lichtzure dranken/voeding de tanden niet te poetsen.

Bij een verminderde mondgezondheid is een goede gebitsverzorging noodzakelijk en mogen gebitscontroles niet worden uitgesteld. De tandarts/mondhygiënist kan adviseren over het gebruik van kunstspeeksel of mondgel die klachten van een droge mond kunnen verlichten. Het kauwen van xylitolhoudende kauwgom heeft een anticariogeen effect (Brand e.a., 2012).

4.4.6   *Vochtinname (polyurie/polydipsie)*

Bij lithiumgebruik kan men volstaan met 2 tot 4 liter vocht, afhankelijk van de buitentemperatuur of de diarree, koorts en/of braken. Polyurie is aanvankelijk onschuldig, maar bij ernstige polydipsie kan polyurie leiden tot nachtelijk plassen en ernstige slaapproblemen, waardoor met name ouderen onvoldoende gaan drinken. Dit kan weer leiden tot dehydratie met het risico op lithiumintoxicatie door afgenomen lithiumexcretie. Het is dus van belang dat de vochtinname in overeenstemming is met de diurese.

Verminderde vochtinname kan uitdroging/hypernatriëmie in de hand werken. Het is goed om het drinkbeleid te bespreken, waarbij zaken als het tempo van drinken, het soort drinken en de temperatuur van de dranken worden nagevraagd.

4.4.7   *Lithiumintoxicatie*

Bij een lichte intoxicatie is extra vocht- en zoutinname de beste behandeling, bijvoorbeeld door het drinken van één of twee koppen bouillon.

4.4.8   *Nefrogene diabetes insipidus (NDI)*

Bij NDI gelden de volgende dieetprincipes:

- Gebruik een licht natriumbeperkte voeding (Melissen-Leeuwen & Pruissen-Boskaljon, 2008).
- De vochtinname is overeenkomstig de diurese en kan oplopen van 5 tot 8 liter. Pas op voor grote hoeveelheden koude dranken, omdat het lichaam dan snel kan afkoelen. Pas ook op voor te veel drinken in verband met watervergiftiging.
- Het gebruik van bouillon, karnemelk en vruchtensappen verhoogt de osmolaliteit van het plasma. Het drinken van veel suikerbevattende frisdrank kan gewichtstoename geven. Met grote hoeveelheden light frisdranken kan men de aanbevolen dagelijkse inname (ADI) voor zoetstoffen overschrijden; voor apartaam

is de ADI bijvoorbeeld maximaal 40 mg per kg lichaamsgewicht. Water of thee verdient de voorkeur (Melissen-Leeuwen & Pruissen-Boskaljon, 2008). Het is wenselijk het vocht goed over de dag te verdelen.

De dieetbehandeling wordt gemonitord en geëvalueerd door in controlebezoeken aandacht te geven aan:

*   de vochtinname en -uitscheiding. Minder drinken dan de diurese kan leiden tot dehydratie, psychische stoornissen, hypotensie, tachycardie, uitputting en kan uiteindelijk de dood tot gevolg hebben;
*   het lichaamsgewicht;
*   natrium in het serum en nierfuncties, bepaald door de behandelend arts, worden besproken en meegenomen in de voedingsadviezen.

4.5 Conclusies voor de praktijk

4.5.1 Multidisciplinaire behandeling

De patiënt krijgt lithium voorgeschreven door een psychiater volgens de Richtlijn bipolaire stoornissen (Nolen e.a., 2008). Het is noodzakelijk dat de behandelend psychiater of een gespecialiseerd verpleegkundige de patiënt ook naar de diëtist verwijst. Het doel van de dieetinterventie is uitleg van de bijwerkingen van lithium op voedingsgebied, zoals hierboven beschreven. Daarnaast zijn preventie van overgewicht en het voorkomen van hoge lithiumspiegels en de bijwerkingen die daaruit kunnen ontstaan, onderdeel van de dieetbehandeling. Dit bevordert ook de therapietrouw. Bevindingen van de diëtist en behandelaar worden vermeld in het Elektronisch Patiënten Dossier (EPD), zodat iedere betrokkene op de hoogte is van het verloop van de behandeling en hier adequaat op kan reageren.

In de richtlijn staat omschreven dat de lithiumspiegels, de schildklierwerking (TSH), elektrolyten Na, K en Ca en de nierfunctie (ureum en creatinine) 1× per kwartaal gecontroleerd worden in het plasma. Ook gewichtscontrole 1× per kwartaal behoort tot het standaardonderzoek. Bij gewichtstoename waarbij BMI > 25 worden jaarlijks bloedglucose, buikomvang en lipidenspectrum gemeten (Nolen e.a., 2008). Ook deze gegevens worden in het EPD vermeld.

De diëtist kan (na toestemming van de patiënt) de uitslagen van deze bepalingen opvragen bij de behandelend arts of psychiater, en de voedingsadviezen hierop aanpassen. Er dient extra aandacht te zijn voor de vocht- en voedingsinname om vitale functies te behouden bij de oudere patiënt die lithium gebruikt.

Vanwege de mogelijke cognitieve problemen of concentratieproblemen is het goed om bij een vervolggesprek na te gaan of de patiënt alle informatie heeft begrepen. Indien nodig kan de uitleg worden herhaald.

Referenties

American Psychiatric Association (APA). Diagnostic and statistical manual of mental disorders (5th ed.). Arlington, VA: American Psychiatric Publishing, 2013.

Brand HS, Bots VP, Schulte PFJ. Mondgezondheid van patiënten met een bipolaire stoornis. *Nurse Academy GGZ* 2012; 1: 33–36.

Gerven H A van, Boer WH. Polyurie en polydipsie door renale diabetes insipidus bij gebruik van lithium. *Nederlands Tijdschrift voor Geneeskunde* 2006; 150: 1707–1709.

Gokulkrishnan L, Mohanaruban K, Mukhopadhyay D. Lithium-induced nephrogenic diabetes insipidus in older people. *Age & Ageing* 2001; 30(4): 347-350.

Melissen-Leeuwen J, Pruissen-Boskaljon A (2008). Dieetbehandelingsrichtlijn: *Voeding bij lithiumgebruik.* Retrieved from www.dieetbehandelingsrichtlijnen.nl.

Nolen W A, Kupka RW, Schulte PFJ, Knoppert-van der Klein EAM, Honig A, Reichart CG, Ravelli DP. *Richtlijn bipolaire stoornissen.* Richtlijncommissie bipolaire stoornissen van de Commissie Kwaliteitszorg van de Nederlandse Vereniging voor Psychiatrie. Utrecht: de Tijdstroom, 2008.

Peeters G, Decalonne B. Endocriene en metabole bijwerkingen van chronisch lithiumgebruik: literatuuroverzicht en richtlijnen voor opvolging en behandeling. *Nederlands Tijdschrift voor Geneeskunde* 2010; 66(2): 79-84.

Pijl H. Obesitas bij volwassenen. Informatorium voor Voeding en Diëtetiek 2009; 71.

Tripp AC. Lithium Toxicity After Roux-en-Y Gastric Bypass Surgery. *Journal of Clinical Psychopharmacology* 2011; 31(2): 261-262.

Wierdsma NJ, Bodegraven AA van. Voeding bij dikkedarmaandoeningen. *Informatorium voor Voeding en Diëtetiek,* 2013; 85.

Wilting I, Heerdink E, Nolen WA, Egberts A. Lithium: farmacologie in de psychiatrie. *Neuropraxis* 2008; 5: 147–153.

Wilting I, Heerdink R. Oorzaken en gevolgen van polyurie als bijwerking van lithiumgebruik. *Psyfar* 2009; 1: 19–22.

Website

http://www.nationaalkompas.nl/gezondheid-en-ziekte/ziekten-en-aandoeningen/psychische-stoornissen/depressie/omvang/

Hoofdstuk 5
Voeding bij oncologische aandoeningen

S. Beijer, N. Doornink en J. Vogel

Samenvatting Oncologische aandoeningen leiden vaak tot een verslechterde voedingstoestand en een veranderde en ongunstige lichaamssamenstelling met een negatief effect op de overlevingskansen en op de kwaliteit van leven. Spierverlies, al dan niet gecombineerd met gewichtsverlies, treedt op als gevolg van een vermindering van de voedingsinname en metabole ontregeling door verschillende oorzaken. Voedingszorg vormt een belangrijk onderdeel van de totale zorg voor oncologische patiënten. Zowel voor aanvang van als tijdens en na de behandeling spelen gerichte voedingsadviezen een belangrijke ondersteunende rol om genezing of optimale palliatie te bereiken. Voor een goede voedingszorg is het van belang dat hulpverleners beschikken over richtlijnen voor voeding bij kanker in het algemeen en over tumorspecifieke voedingsrichtlijnen. Het voedingsadvies wordt geoptimaliseerd door bewegingsadviezen.

5.1 Inleiding

Oncologie is de ziekteleer over kanker, ook wel maligniteit of kwaadaardige tumorvorming genoemd. Kanker is een verzamelnaam van een groot aantal verschillende ziekten met kwaadaardige nieuwvorming als gemeenschappelijk kenmerk. Kanker en de behandeling ervan kunnen een grote negatieve invloed op de voedingstoe-

S. Beijer (✉)
Senior onderzoeker-diëtist, Integraal Kankercentrum Nederland, locatie Eindhoven, Eindhoven, The Netherlands

N. Doornink
Oncologiediëtist, Academisch Medisch Centrum, Amsterdam, The Netherlands

J. Vogel
Oncologiediëtist, voorheen Instituut Verbeeten, Tilburg en Integraal Kankercentrum Nederland, locatie Eindhoven, Eindhoven, The Netherlands

© 2014 Bohn Stafleu van Loghum, onderdeel van Springer Media BV
M. Former et al. (Red.), *Informatorium voor Voeding en Diëtetiek*,
DOI 10.1007/978-90-368-0697-8_5

stand hebben. Voedingsinterventie is een belangrijke ondersteunende therapie, die de patiënt in staat stelt de behandelingen te doorstaan om curatie (genezing) of optimale palliatie (verlichting van klachten als genezing niet mogelijk is) te bereiken. In dit hoofdstuk wordt beschreven welke voedingsaspecten de meeste vormen van kanker en kankerbehandeling gemeen hebben.

Het voedingsbeleid in de palliatieve fase wordt slechts summier aangestipt. Voedingsaspecten bij specifieke tumoren komen niet aan de orde. Het voedingsbeleid ter preventie van kanker en in de periode van herstel en revalidatie wordt behandeld in Dieetleer hoofdstuk 54 'Voeding en primaire en secundaire preventie van kanker' door R. Winkels en E. Kampman.

5.2 Incidentie en prevalentie

Kanker is een veelvoorkomende ziekte. In 2011 werden in Nederland 100.600 nieuwe gevallen (incidentie) vastgesteld: bij 52.600 mannen en 48.000 vrouwen. Hoewel een maligniteit zich op alle leeftijden kan manifesteren, is het toch vooral een ziekte van de gevorderde leeftijd. In 2011 was 40 procent van alle nieuwe patiënten tussen de 60 en 75 jaar oud, terwijl 30 procent 75 jaar of ouder was; 9 procent van alle nieuwe kankerpatiënten was jonger dan 45 jaar. Kinderen jonger dan 15 jaar vormden slechts 0,6 procent van alle nieuwe kankerpatiënten. Omdat deze ziekte vooral optreedt op hogere leeftijd, neemt door de vergrijzing het aantal patiënten toe. Het aantal nieuwe kankerpatiënten stijgt al jaren met ongeveer 3 procent per jaar. Naar verwachting zal de groei de komende decennia nog doorzetten. In de nabije toekomst krijgt ongeveer een op de drie mensen een vorm van kanker (Signaleringscommissie KWF, 2011).

Kanker kan in principe in alle weefsels ontstaan. Er bestaan veelvoorkomende en zeldzame vormen. Voor mannen en vrouwen samen is de incidentie van huidkanker het hoogst met 14.400 gevallen in 2011, gevolgd door kanker van de borst (14.100), darm (13.300), long (11.700) en prostaat (11.400). Gesplitst naar mannen en vrouwen komt prostaatkanker bij mannen het meeste voor en borstkanker bij vrouwen (Figuur 5.1).

De ziekte wordt doorgaans opgespoord doordat de patiënt zich meldt met specifieke klachten, maar kan ook aan het licht komen als de patiënt klachtenvrij is, bijvoorbeeld bij bevolkingsonderzoek of bij toeval als resultaat van medisch onderzoek voor een ander doel.

De prevalentie (het aantal in leven zijnde patiënten met een maligniteit) neemt door de gestegen overlevingskansen ook toe. Redenen hiervoor zijn dat kanker tegenwoordig vaak in een vroeger stadium wordt ontdekt en effectievere behandelingen, waarmee niet altijd curatie wordt bereikt maar wel de duur van de overleving wordt verlengd. Bijna 3,5 procvent van alle Nederlanders leeft met kanker of heeft in het verleden kanker gehad. Het gaat om ongeveer 600.000 mensen: 270.000 mannen en 330.000 vrouwen. Dit aantal stijgt snel, omdat steeds meer mensen genezen of kanker langer overleven. De prevalentie van borstkanker is het hoogst (150.000 personen; globaal een kwart van het totaal aantal mensen met kanker), gevolgd

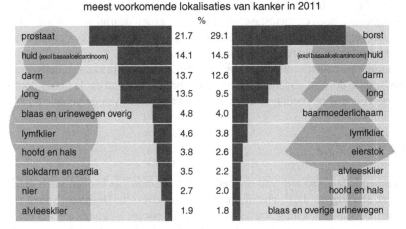

Figuur 5.1 Meest voorkomende lokalisaties van kanker in 2011.

door huidkanker (98.000), prostaatkanker (84.000) en darmkanker (82.000). Door de verbetering van de overleving in combinatie met de bevolkingsgroei en de vergrijzing steeg de prevalentie in 2011 met 4,5 procent en dat is hoger dan de stijging van de incidentie.

Het aantal mensen met kanker van 85 jaar en ouder stijgt het hardst. In deze leeftijdsgroep komen vooral huidkanker, darmkanker en borstkanker voor. Mensen tussen de 65 en 85 jaar hebben vaak darm-, long- of prostaatkanker. Mensen jonger dan 65 jaar krijgen het meest borstkanker, gevolgd door huid- en longkanker.

5.3 Oncologische aandoeningen

5.3.1 Pathologie

Kanker is niet één ziekte, maar een zeer heterogene groep aandoeningen. Het gaat niet alleen om tastbare gezwellen (tumoren), maar ook om celwoekeringen in het bloed. Een gemeenschappelijk kenmerk is de storing in de balans tussen celaanmaak en celafbraak: er worden meer cellen gevormd (proliferatie) dan er afsterven (apoptose). Deze twee processen leiden tot een pathologische vermeerdering van cellen. Het pathologische proces verloopt in fasen. In de eerste fase, de initiatiefase, wordt het DNA van weefselcellen beschadigd. Als de schade niet wordt hersteld of als de beschadigde cel niet wordt opgeruimd, kan de volgende fase, de promotiefase, intreden. De beschadigde cel ontwikkelt zich tot een slecht of ongedifferentieerde cel, die steeds minder kenmerken heeft van het weefsel waaruit hij voortkomt. In de progressiefase neemt de agressiviteit en omvang van de tumorcellen toe en ontstaat de maligne tumor.

De maligniteit of kwaadaardigheid uit zich door een ongeremde groei door de weefselgrenzen heen en metastasering. De tumor groeit daarbij in de bloed- of lymfebaan en verplaatst zich via het bloed en/of de lymfe naar andere organen om zich daar te nestelen en ongeremd te groeien.

Tumoren bestaan niet alleen uit kankercellen, maar ook uit het zogeheten tumorstroma, waarin door angiogenese bloedvaten worden gevormd en de tumor door toevoer van zuurstof en voedingsstoffen verder kan groeien (Van de Velde e.a., 2011).

5.3.2 Etiologie

Verschillende factoren zijn van invloed op het ontstaan van kanker, zoals erfelijke factoren, straling, zonlicht, chemische stoffen en virussen. Daarnaast speelt toeval een rol. Leefstijl en voeding zouden voor 30 à 40 procent bijdragen aan het ontstaan van kanker (World Cancer Research Fund, 2007). Er zijn voldoende aanwijzingen dat niet roken, matig alcoholgebruik, een goed lichaamsgewicht, gezonde gevarieerde voeding en voldoende beweging het risico op het ontstaan van sommige vormen van kanker kan verkleinen (zie Dieetleer hoofdstuk 54 'Voeding en primaire en secundaire preventie van kanker' door R. Winkels en E. Kampman).

5.3.3 Prognose

Als de kanker niet wordt behandeld, leidt dit vroeger of later tot de dood. De kans op overleving wordt uitgedrukt in de vijfjaarsoverleving: het percentage patiënten dat vijf jaar na het stellen van de diagnose nog in leven is. In 2012 was de vijfjaarsoverleving 59 procent voor alle tumoren en voor mannen en vrouwen samen (mannen 54%, vrouwen 62%). De overlevingskans na diagnose is per tumorvorm, per stadium en per behandelmogelijkheid heel verschillend. Bij een pancreascarcinoom is de vijfjaarsoverleving voor alle stadia samen 4 procent, bij een testiscarcinoom is de vijfjaarsoverleving als alle stadia samen worden genomen 94 procent. Kanker is de belangrijkste doodsoorzaak in Nederland geworden omdat de sterfte aan hart- en vaatziekten sterker is gedaald dan de sterfte aan kanker.

5.3.4 Diagnose

Om de vorm van kanker, het stadium, de behandelbaarheid en de prognose vast te stellen zijn behalve weefseltypering, lichamelijk onderzoek en bloedonderzoek ook vaak onderzoeken met beeldvormende technieken (MRI, CT-scan, PET-scan) nodig. Het stadium wordt meestal aangegeven met de TNM-classificatie. De T(umor) staat voor de grootte, uitbreiding of doorgroei van de primaire tumor, de N(odus) geeft aan of er lymfekliermetastasen zijn en de M(etastasen) geeft aan of er metastasen op afstand aanwezig zijn. Een kleine tumor in een vroeg stadium wordt geclassificeerd als T1N0M0, een grote tumor in een vergevorderd stadium als T4N3M1. Behalve de stadiëring is de differentiatie van belang. De differentiatie geeft aan in hoeverre de tumorcellen nog lijken op de gezonde cellen van het desbetreffende orgaan. Een slecht gedifferentieerde of ongedifferentieerde tumor lijkt niet meer op de oorspronkelijke cel en heeft doorgaans een slechtere prognose dan een goed gedifferentieerde tumor die nog veel op de oorspronkelijke cel lijkt.

Iedere vorm van kanker heeft zijn eigen weefseltyperingen, groeisnelheden en specifieke vormen van doorgroei en metastasering.

5.3.5 Klinische voedingsgerelateerde verschijnselen

Kanker kan een hele reeks verschijnselen teweegbrengen, die per tumor heel verschillend zijn. Sommige vormen van kanker geven al in een vroeg stadium symptomen en kunnen daardoor snel worden ontdekt. Andere vormen van kanker verlopen vrij symptoomloos, geven pas in een gevorderd stadium klachten en worden daardoor alleen bij toeval of pas laat ontdekt. In het kader van dit hoofdstuk worden alleen de klinische verschijnselen rond de voedingstoestand en voedingsgerelateerde klachten besproken.

Wanneer kanker wordt gediagnosticeerd, is bij 50 tot 60 procent van de patiënten sprake van ongewenst gewichtsverlies, meestal bestaand uit een gecombineerd verlies van vet- en spiermassa. Onder invloed van de tumor kan de voedingstoestand verslechteren en ondervoeding optreden. Ondervoeding wordt vaak en in een vroeg stadium gezien bij patiënten met een pancreas-, maag-, slokdarm-, eierstok-, long- of hoofd-halstumor. Vermagering is vaak het eerste signaal waarmee de patiënt zich bij de arts meldt.

Ernstige vermagering komt bij alle vormen van kanker in een vergevorderd stadium voor en is prognostisch een ongunstig teken. Een slechte voedingstoestand is een onafhankelijke parameter voor een kortere overleving en ondervoeding houdt verband met een ongunstig ziektebeloop, met meer en heftigere complicaties en bijwerkingen en met een lagere kans op respons bij chemotherapie en radiotherapie. De ondervoede patiënt ervaart een slechtere kwaliteit van leven (Expertgroep landelijke richtlijn ondervoeding, 2012).

Bij kanker kunnen verschillende vormen van een slechte voedingstoestand optreden, veroorzaakt door onvoldoende inname van voeding, door inflammatie met metabole ontregeling of door een combinatie van beide. Onderscheiden worden: ondervoeding, cachexie (onder te verdelen in precachexie, cachexie en refractaire cachexie) en sarcopenie (onder te verdelen in sarcopenie en sarcopene obesitas). Dit onderscheid is van belang omdat de verschillende vormen van ondervoeding bij kanker anders moeten worden benaderd (Tabel 5.1).

Ondervoeding door onvoldoende inname

Hiervoor zijn verschillende oorzaken mogelijk, die hieronder afzonderlijk worden toegelicht.

Tabel 5.1 Typering van aan kanker gerelateerde ondervoeding.

Typering	Kenmerken	Criteria
Ondervoeding	Voedingstoestand waarbij sprake is van een tekort of disbalans van energie, eiwit en/of andere nutriënten, wat leidt tot meetbare nadelige effecten op de lichaamsomvang en lichaamssamenstelling, op het functioneren en op klinische resultaten.	• onbedoeld gewichtsverlies ≥ 10% in zes maanden of ≥ 5% in één maand; • BMI ≤ 18,5 (65 jaar en ouder ≤ 20)
Precachexie	Beginstadium in het cachexieproces: beginnende ondervoeding ten gevolge van ziekte, waarbij het gewichtsverlies nog beperkt is, maar al wel bijkomende verschijnselen zijn opgetreden.	• beperkt onbedoeld gewichtsverlies ≤ 5% in combinatie met • anorexie (verlies van eetlust) en biomedische ontregelingen zoals een verhoogd CRP, anemie of verlaagd albumine
Cachexie	Zeer ernstige vorm van ondervoeding ten gevolge van ziekte. Kenmerken van cachexie zijn progressief ernstig gewichtsverlies en extreme vermagering, waarbij zowel de vetmassa als de vetvrije massa is afgenomen, spieratrofie is ontstaan en ernstig verlies van spierkracht optreedt.	ernstig onbedoeld gewichtsverlies ≥ 10% binnen 6 maanden in combinatie met ten minste drie van de volgende bijkomende verschijnselen: • anorexie (verlies van eetlust) met een sterk verminderde inname • verminderde spiermassa • afgenomen spierkracht • ernstige vermoeidheid • biochemische ontregelingen, zoals een hoog CRP, anemie of een laag albuminegehalte.
Refractaire cachexie	Vergevorderd stadium in het cachexieproces met een lage performance-score en een beperkte levensverwachting.	• criteria als bij cachexie • Karnofsky-score ≤ 40 of WHO-performance-score 3 of 4* • levensverwachting ≤ 3 maanden
sarcopenie	Een vorm van ondervoeding die wordt gekenmerkt door verlies van spiermassa en spierkracht bij gelijkblijvende of stijgende vetmassa, waardoor geen of vrijwel geen gewichtsverlies optreedt.	• lage spiermassa • verminderde spierkracht en functionaliteit
Sarcopene obesitas	Een vorm van ondervoeding die wordt gekenmerkt door verlies van spiermassa en spierkracht die gepaard gaat met een hoge vetmassa en (ernstig) overgewicht.	• criteria als bij sarcopenie • overgewicht: BMI 25-30, obesitas BMI 30-40, morbide obesitas BMI ≥ 40

* Functieschalen om de mate van ziek zijn aan te geven. Karnofsky-score ≤ 40 of WHO-performance-score 3 of 4staat voor ernstig ziek, grotendeels bedlegerig, hulpbehoevend.
Bron: Vogel e.a., 2012.

Weefselschade en functieverlies

Weefselschade en functieverlies doen zich voor in het orgaan waar de tumor ontstaat, in de aangrenzende organen bij doorgroei en in de organen waarnaar de tumor metastaseert. Bij organen die bij de spijsvertering zijn betrokken, wordt de functie, passage, vertering en/of resorptie verstoord. Tumoren in het hoofd-halsgebied kunnen bijvoorbeeld kauw-, slik- en passageklachten veroorzaken. In de buik gelegen tumoren brengen maag-darmproblemen met zich mee. Klachten komen vaak gelijktijdig voor en versterken elkaar. Specifieke vormen van kanker en behandelingen geven in de verschillende stadia specifieke voedingsklachten (Vogel e.a., 2012). Daarnaast hebben veel kankerpatiënten last van algemene klachten die de inname verminderen, zoals mondproblemen, diarree en obstipatie, misselijkheid en braken.

Pijn

Pijn ontstaat door druk van de tumor op organen en zenuwweefsel en/of door ingroei in zenuwweefsel.

Psychische stoornissen

Psychische stoornissen, zoals depressie, angststoornissen, slapeloosheid, sufheid, delier en karakterveranderingen, kunnen zich bij alle vormen van kanker voordoen. Verder zijn emotionele ontregelingen, zoals verdriet, wanhoop en schuldgevoelens, normale reacties op ziekte; zeker bij een onzekere of slechte prognose.

Malaiseklachten

Malaiseklachten, zoals anorexie, aversie, smaak- en reukveranderingen en ernstige vermoeidheid, worden zowel door weefselschade en functieverlies als door metabole ontregeling veroorzaakt.

Cachexie

Naast tumorvorming en metastasering manifesteert kanker zich als een chronisch ontstekingsproces (inflammatie). De ontsteking wordt teweeggebracht door stoffen (cytokines), die zowel door de tumor als door het immuunsysteem van de patiënt als reactie op de tumor worden geproduceerd. Cytokines die ontstekingsprocessen stimuleren, zijn bijvoorbeeld tumornecrosefactor-alfa (TNF-α) en de interleukines IL-1, IL-6, IL-8 en IL-12. Cytokines die de inflammatie remmen, zijn de interleukines IL-4, IL-10, IL-13. Als reactie op ontsteking worden acutefase-eiwitten verhoogd, zoals C-reactief proteïne (CRP) en lipopolysaccharidebindend proteïne (LBP) dan wel verlaagd zoals albumine. Deze inflammatie leidt tot metabole ontregeling: een gestoorde stofwisseling van vet, eiwit en koolhydraten. Bij de vetstofwisseling neemt de oxidatie van vet en de vetafbraak toe. Bij de eiwitstofwisseling neemt de synthese van spier- en levereiwit af en is de afbraak van spier- en levereiwit verhoogd. Er ontstaat een negatieve stikstofbalans. Ook de koolhydraatstofwisseling is gestoord. De glucose-'turnover' en gluconeogenese zijn verhoogd, de Cori-cyclus (de omzetting van melkzuur in glucose) neemt toe en insulineresistentie remt de opname van glucose in de cel.

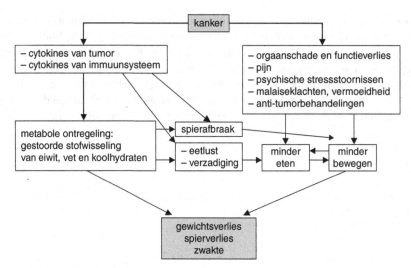

Figuur 5.2 Het anorexie-cachexiesyndroom.

Anorexie-cachexiesydroom bij kanker.

Dit is een multifactorieel syndroom (Figuur 5.2) als gevolg van verminderde inname en door metabole stoornissen. De cytokines en metabole stoornissen die afbraak van spiermassa tot gevolg hebben, hebben ook rechtstreeks invloed op de eetlust en verzadiging, waardoor de inname nog verder afneemt. Aan het verlies van spiermassa en spierkracht wordt ook bijgedragen doordat de patiënt minder actief is en minder beweegt. Het anorexie-cachexiesyndroom leidt tot cachexie, een zeer ernstige vorm van ondervoeding. Cachexie kan in een aantal stadia worden verdeeld: precachexie, cachexie en refractaire cachexie (Fearon e.a., 2011) (Tabel 5.1).

Gewichts- en spierverlies door metabole ontregeling en verminderde inname is fundamenteel anders dan gewichtsverlies door voornamelijk een verminderde inname en moet ook anders worden benaderd. Gewichtsverlies door onvoldoende inname kan worden gecorrigeerd door voldoende of extra inname van energie en voedingsstoffen. Gewichts- en spierverlies door metabole ontregeling kan alleen worden gecorrigeerd door verwijdering of remissie van de tumor, gevolgd door voldoende inname van energie en voedingsstoffen. Voor opbouw van spierkracht en spiermassa is bovendien voldoende beweging en een gericht trainingsprogramma nodig. Als de tumor niet kan worden verwijderd, blijft de metabole ontregeling bestaan.

Sarcopenie

Bij sarcopenie gaat verlies van spiermassa en spierkracht gepaard met gelijkblijvend of stijgend gewicht. Sarcopenie als vorm van ondervoeding is op basis van het gewichtsverloop niet goed te herkennen. Een normaal of toegenomen gewicht kan een lage spiermassa maskeren. Het optreden van spierverlies bij gelijkblijvende of toegenomen vetmassa bij kanker is multifactorieel. Doorgaans is sprake van een combinatie van primaire en secundaire sarcopenie.

Primaire sarcopenie is spierverlies op oudere leeftijd en kan worden gezien als een normaal verouderingsverschijnsel. Secundaire sarcopenie kan worden veroorzaakt door ziektefactoren, zoals:

- weinig beweging, inactiviteit dan wel bedlegerigheid;
- inflammatie waardoor spierafbraak;
- onvoldoende inname van eiwit.

Sarcopenie als verouderingsverschijnsel is niet te herstellen, maar kan wel door training worden afgeremd. Secundaire sarcopenie kan worden hersteld als de ziekte afdoende is bestreden en er geen inflammatie meer is. Door voldoende beweging en gerichte trainingsprogramma's, gecombineerd met voldoende inname van eiwit kan de lichaamssamenstelling worden verbeterd. Het doel is de toename van de spiermassa en spierkracht in combinatie met het stabiel houden van de vetmassa.

Sarcopene obesitas wordt gekenmerkt door een bestaande of toegenomen hoge vetmassa en ernstig overgewicht, gepaard gaand met een lage spiermassa. Hoewel deze patiënten in een goede voedingstoestand lijken te zijn, zijn ze dat niet en ondervinden ze nadelen van de lage spiermassa en het hoge gewicht. Mogelijke oorzaken kunnen in eerste instantie dezelfde zijn als bij sarcopenie (inactiviteit, inflammatie met spierafbraak en lage eiwitinname). Daarnaast kunnen andere factoren een rol spelen, zoals chemotherapie al dan niet in combinatie met hormoontherapie, de overgang bij vrouwen, hormoontherapie bij mannen met prostaatkanker, een te hoge energie-inname of behandeling met corticosteroïden.

De voedingsinname is bij de gewichtstoename lang niet altijd toegenomen. Als een verhoogde voedingsinname niet de hoofdoorzaak is, is het moeilijk om sarcopene obesitas met voedingsmaatregelen te bestrijden. Ook hierbij dragen beweging en trainingsprogramma's bij aan een betere lichaamssamenstelling: toename van spiermassa en spierkracht met een afname van vetmassa.

5.4 Behandeling

Bij de behandeling wordt onderscheid gemaakt tussen de antitumorbehandeling en de symptomatische behandeling. In toenemende mate speelt bij kanker en de behandeling ervan, comorbiditeit een rol. Kankerpatiënten hebben steeds vaker een ziekte die ook op hogere leeftijd vaak voorkomt, zoals diabetes, hart- en vaatziekten, COPD of stoornissen van het bewegingsapparaat. De verwachting is dat één op de zes nieuwe patiënten met kanker in 2015 ook diabetes heeft, hetgeen consequenties kan hebben voor de behandelbaarheid en overleving.

5.4.1 Antitumorbehandelingen

Antitumorbehandelingen zijn gericht op het verwijderen of in remissie brengen van de tumor en/of metastasen. Deze behandelingen kunnen aan gezond weefsel schade veroorzaken, die tijdelijk of blijvend kan zijn.

Chirurgie

Bij chirurgie worden de tumor en/of metastasen verwijderd. Soms wordt alleen tumorweefsel verwijderd, maar soms ook het gehele orgaan met bijbehorende lymfeklieren. Bij chirurgie is de voedselinname voor korte of langere tijd gestoord. Bij resectie van organen die bij de spijsvertering betrokken zijn, zoals de mond, keel, slokdarm, pancreas, galblaas, lever, maag of darmen, ontstaat tijdelijk en soms ook blijvend functieverlies ten aanzien van de voedselinneming, vertering en/of resorptie.

Radiotherapie

Bij radiotherapie wordt het gebied van de tumor of metastasen belast met ioniserende straling, waardoor het tumorweefsel wordt vernietigd of het vermogen verliest zich te delen en op termijn te gronde gaat. Radiotherapie wordt in een aantal fracties (1-35 keer) gegeven. Doseringen en fractionering zijn afhankelijk van de biologische eigenschappen van de tumor, van het herstelvermogen van omliggend gezond weefsel en van het beoogde curatieve of palliatieve doel. Gezond sneldelend weefsel, zoals de mucosa van mond en maag-darmkanaal, is stralingsgevoelig. Indien het maag-darmkanaal of mond-keelgebied in het bestraalde gebied ligt, verstoort acute of late stralingsschade tijdelijk of blijvend de inneming, vertering en/of resorptie van voeding. Verder kan een hinderlijke vermoeidheid optreden.

Chemotherapie

Bij chemotherapie worden cytostatica (celdodende of celremmende medicijnen) per infuus of oraal toegediend. Er zijn veel soorten cytostatica, allemaal met een specifieke werking, bijwerking en toxiciteit. Onderscheiden worden alkylerende middelen (die de celdeling belemmeren), antimetabolieten (die de aanmaak van DNA remmen), mitoseremmers (die de celdeling remmen), antibiotica met antitumorwerking, bepaalde enzymen en nog andere stoffen. Een combinatie van verschillende soorten cytostatica is effectiever dan monotherapie, omdat de tumor op verschillende wijzen wordt aangepakt en er minder snel resistentie ontstaat.

Chemotherapie wordt doorgaans in een aantal kuren gegeven, waarbij tussen de kuren enige tijd zit om te herstellen van de toxische bijwerkingen. Door de verspreiding via de bloedbaan kan chemotherapie schade aan sneldelende weefsels over het hele lichaam veroorzaken. Vooral de aanmaak van bloedcellen (trombocyten, leukocyten en erytrocyten) wordt door chemotherapie gestoord. Een volgende kuur kan doorgaans pas worden gegeven als uit het bloedbeeld blijkt dat de aanmaak zich voldoende heeft hersteld. Behalve mucositis en aversie met smaak- en reukveranderingen zijn haaruitval, misselijkheid en braken, obstipatie en diarree veelvoorkomende bijwerkingen.

Hormoontherapie

Bij hormonale therapie worden (anti)hormonen toegediend om de groei te remmen van tumoren waarvan hormonen de groei beïnvloeden, zoals borst-, prostaat- of baarmoederkanker. Hormoontherapie kan heftige overgangsklachten, virilisatie (vermannelijking) en feminisatie (vervrouwelijking) met zich mee brengen.

Immunotherapie

Bij immunotherapie wordt geprobeerd het immuunsysteem zodanig te prikkelen dat de tumor wordt herkend als lichaamsvreemd en wordt opgeruimd. Dat lukt maar op beperkte schaal.

Targeted (doelgerichte) therapy

Bij 'targeted therapy' (doelgerichte therapie) worden stoffen zoals monoklonale antilichamen ('mabs') of specifieke kleine eiwitten ('nibs') ingezet die zich richten op factoren die de groei van kankercellen stimuleren, en op de signaalpaden waarop deze factoren hun groeisignalen aan de kankercel doorgeven. Deze doelgerichte middelen binden zich aan de receptoren die op het oppervlak van een tumorcel zitten en blokkeren de signaalpaden. De tumorgroei wordt daardoor geblokkeerd of geremd. Ook de vorming van bloedvaatjes (angiogenese) die de groeiende tumor van zuurstof en voedingstoffen moeten voorzien, wordt geremd.

Deze doelgerichte therapie werkt specifiek tegen een processtap in een type kankercel. Bijwerkingen zijn schade aan bedekkend epitheel, waardoor de spijsvertering en -resorptie worden verstoord en hardnekkige acne kan optreden.

Combinatietherapie

Vaak worden behandelingen met elkaar gecombineerd. Chirurgie, radiotherapie, chemotherapie, hormoontherapie, immunotherapie en targeted therapy kunnen met elkaar worden gecombineerd en gelijktijdig of na elkaar worden gegeven in wisselende volgorden. Er zijn behandelschema's waarbij een operatie wordt gevolgd door radio- en/of chemotherapie om de kans op recidieven te verminderen. Er zijn ook schema's waarbij de patiënt eerst met radio- of chemotherapie wordt behandeld om de tumor te verkleinen, om daarna met meer kans op curatie (genezing) of met minder mutilaties (verminkingen) geopereerd te worden. Chemotherapie kan worden aangevuld met immunotherapie of targeted therapy. Bij chemoradiatie worden gelijktijdig cytostatica en radiotherapie gegeven om de werking van de bestraling te versterken.

Combinatietherapieën bestrijden de tumor via verschillende aangrijpingspunten en zijn voor een groot deel verantwoordelijk voor het betere behandelresultaat in de afgelopen jaren. Combinatietherapieën vergen meer fysieke en psychische spankracht van de patiënt, omdat hij meer en langer met behandelingen wordt belast.

Er is niet altijd tijd om tussendoor van de bijwerkingen te herstellen, omdat de behandelingen binnen een bepaald tijdsinterval moeten worden gegeven voor het optimale antitumoreffect.

5.4.2 Symptomatische behandelingen

De symptomatische behandeling richt zich op bestrijding van hinderlijke symptomen en klachten ten gevolge van de ziekte en de antitumorbehandeling. Een symptomatische behandeling kan zowel somatisch als psychosociaal gericht zijn.

Somatische behandeling

De somatische symptomatische behandeling bestaat voor een belangrijk deel uit de bestrijding van pijn. Medicijnen nemen daarbij een grote plaats in. Ook antitumorbehandelingen zijn vaak zinvol. Chirurgie kan bijvoorbeeld worden toegepast om de passage te herstellen (plaatsing van stent, bypass of stoma in het maag-darmkanaal) of om schade te bestrijden die door de tumor of behandelingen is ontstaan (pijnbestrijding door zenuwblokkade). Radiotherapie en chemotherapie kunnen voor de bestrijding van symptomen worden ingezet als het symptoom of de klacht door tumorgroei wordt veroorzaakt, bijvoorbeeld radiotherapie bij pijn door botmetastasen. Verder vraagt de bestrijding van een grote variëteit aan klachten de aandacht, zoals misselijkheid en braken, maag-darmklachten, obstipatie, mondproblemen, benauwdheid, slapeloosheid, cardiale klachten, urogenitale klachten en decubitus.

Psychosociale behandeling

De diagnose kanker heeft een grote impact op het leven van mensen. Ook de vaak belastende behandelingen grijpen diep in op het psychisch en sociaal welbevinden. Kanker tast niet alleen het lichaam aan, maar is van invloed op diverse aspecten van het leven. Onzekerheid over de toekomst, angst, boosheid, schaamte, schuldgevoelens en verlies van eigenwaarde zijn slechts enkele voorbeelden van problemen die kunnen optreden. Goede zorg bij kanker is multidimensioneel gericht; dat wil zeggen dat er niet alleen aandacht is voor somatische aspecten, maar ook voor psychosociale, emotionele en spirituele aspecten die aangeven hoe de patiënt met de ziekte omgaat en met het mogelijk levensbedreigende karakter. Omdat kanker ook degenen raakt die de patiënt dierbaar zijn (partner, kinderen, ouders, vrienden), is aandacht ook voor hen belangrijk.

De last die kankerpatiënten ervaren op lichamelijk, emotioneel, sociaal, praktisch en levensbeschouwelijk gebied wordt samengevat in de term 'distress'. Een gevalideerd instrument om de mate van distress bij kankerpatiënten te meten is de Lastmeter®. Daarop kan de patiënt zelf aangeven of en hoeveel last wordt ervaren op praktisch, sociaal, emotioneel, spiritueel of lichamelijk terrein. En of hij met een deskundige daarover zou willen praten.

De psychosociale zorg heeft inmiddels een belangrijke plaats ingenomen bij de behandeling en begeleiding van de patiënt met kanker. Uitgangspunt is: basale zorg altijd, gespecialiseerde zorg waar nodig. Basale psychosociale zorg hoort tot het normale beroepsmatig handelen van artsen, paramedici en verpleegkundigen en is voor 70 procent van de patiënten toereikend. Zowel de ziekenhuizen en oncologische behandelcentra als kankerorganisaties bieden hierbij ondersteuning in de vorm van voorlichting, cursussen, begeleiding, inloopspreekuren en lotgenotencontact. Ongeveer 30 procent van de patiënten moet worden verwezen naar gespecialiseerde hulp.

5.5 De rol van voeding

5.5.1 Voeding en de behandeling van kanker

Patiënten met kanker hebben, zoals iedereen, voeding van voldoende kwantiteit en kwaliteit nodig om te kunnen functioneren. Voeding is noodzakelijk om de patiënt in leven te houden en in een zodanige voedingstoestand dat de belastende antitumorbehandelingen kunnen worden toegepast.

Een slechte voedingstoestand, een lage BMI en gewichtsverlies (ondervoeding en cachexie) zijn bij veel vormen van kanker geassocieerd met:

- een kortere overlevingsduur;
- een lagere kwaliteit van leven;
- een lagere kans op respons op behandeling met radiotherapie en chemotherapie;
- meer complicaties bij chirurgie en meer bijwerkingen bij radiotherapie en chemotherapie.

Voedingstherapie gericht op het behoud dan wel de verbetering van het gewicht en de voedingstoestand is geen doel op zich, maar een belangrijke ondersteunende therapie bij de curatieve of palliatieve behandeling en benadering. Door voedingsmaatregelen alleen kan de voedingstoestand niet altijd voldoende worden behouden of verbeterd, vooral als de voedingstoestand is verslechterd als reactie op het tumorproces. Toch is aandacht voor voedingstherapie gericht op gewichts- en spierbehoud bij antitumorbehandelingen van belang. Voeding geeft tijdwinst om de geplande behandelingen onder optimale conditie te kunnen verrichten. Geen of onvoldoende voeding leidt versneld tot extra problemen of tot de dood. Hierbij dient te worden opgemerkt dat het nemen van voedingsmaatregelen de voedingstoestand kan behouden of verbeteren, maar geen invloed heeft op het tumorproces zelf. Hiervoor is een medische behandeling noodzakelijk.

Bij een slechte voedingstoestand door ongunstige lichaamssamenstelling, zoals bij sarcopenie en sarcopene obesitas, speelt voeding een rol bij de verbetering van de lichaamssamenstelling. Een ongunstige lichaamssamenstelling met grote vetmassa vergroot het risico op complicaties bij chirurgie en het optreden van lymfoedeem. Bij ernstig overgewicht is lichaamsbeweging moeilijker, treedt functieverlies op en is de zelfredzaamheid minder. De kans op een recidief, een tweede tumor en een kortere overleving is toegenomen. Er is ook meer kans op gezondheidsproblemen, zoals cardiovasculaire aandoeningen, diabetes mellitus en hypertensie.

5.5.2   Voeding en tumorgroei

De opvatting dat geen voedingsinterventie moet worden toegepast omdat voeding de tumor voedt, is onjuist. Bij gebrek aan energie en voedingsstoffen ontstaan conditieverlies en orgaanschade, en overleeft de patiënt uiteindelijk niet. Onvermijdelijk profiteert de tumor ook van de aangeboden voeding, maar door het onthouden van voeding lijdt vooral de patiënt.

Er zijn geen aanwijzingen dat specifieke voedingsmiddelen de tumorgroei selectief beïnvloeden. De groeisnelheid wordt voornamelijk bepaald door het type tumor en de metastasering. Bij onderzoek met proefdieren zijn zowel door hongeren als door hyperalimenteren verschillen in tumorgroei aangetoond. Hoewel bij de mens dergelijke reacties op voeding niet uitgebreid zijn onderzocht, worden hyperalimenteren en hypervitamineren als risicovol beschouwd en afgeraden.

5.5.3   Informatiebehoefte

Tussen patiënt, lotgenoten en naasten zijn de eisen en de beperkingen die aan voeding worden gesteld bij kanker tijdens en na de behandeling, regelmatig onderwerp van gesprek. Veel kankerpatiënten en hun naasten hebben vragen over de bijdrage van voeding en/of supplementen aan het ontstaan en genezen van kanker, ook als zij geen voedingsproblemen hebben. De behoefte aan voedingsinformatie wordt gemakkelijk door hulpverleners onderschat. Bij een peiling onder kankerpatiënten en naasten gaf meer dan de helft aan informatie over voeding te hebben gemist. De patiënten verwachten informatie over voeding, gewichtsverlies en supplementen te krijgen van hun arts, maar dat gebeurt doorgaans niet. Patiënten vragen er niet expliciet naar in de veronderstelling dat de dokter er geen tijd voor vrij kan maken. Informatie over voeding, producten en supplementen draagt bij aan zelfmanagement en gevoel van controle.

Een alternatief dieet bij kanker, zoals het Moerman- en het Houtsmullerdieet, wordt tegenwoordig nog maar door zeer weinig patiënten (< 2%) gevolgd. Het gebruik van voedingssupplementen, zoals vitamine-, mineraal- of antioxidantpreparaten of producten en preparaten met gezondheidsclaims, is daarentegen hoog. Van de patiënten blijkt 35 tot 50 procent op eigen initiatief voedingssupplementen te gebruiken, niet zozeer ter bestrijding van de tumor, maar om de algehele weerstand te verhogen. Een wetenschappelijke onderbouwing voor de effectiviteit lijkt geen voorwaarde om voor een bepaalde aanvulling te kiezen. Patiënten ervaren de eigen bijdrage als een positief effect op hun welbevinden.

Een onderbouwd advies geven ten aanzien van supplementen is niet eenvoudig. Voorlopig is er onvoldoende bewijs om het gebruik van supplementen met antioxidanten te adviseren behalve om een volwaardige inname te bereiken. Dit omdat er twijfel is over de veiligheid van een hogere dosis dan de aanbevolen dagelijkse hoeveelheid (ADH). Omdat er voor oncologiepatiënten geen specifieke aanbevelingen zijn, wordt de aanbeveling voor gezonde personen als adequaat beschouwd. De maximale dosering van supplementen die nog als veilig wordt beschouwd bovenop de voedselinneming, is 100 procent van de ADH (Lagendijk e.a., 2010).

Ook over het gebruik van supplementen tijdens de behandeling bestaat onvoldoende duidelijkheid. Zo zouden antioxidanten mogelijk celschade kunnen voorkomen, maar tijdens de therapie is het juist de bedoeling om de tumorcellen te beschadigen. Wanneer celschade wordt beperkt, zou ook de effectiviteit van de chemo- of radiotherapie kunnen worden beperkt. Supplementgebruik moet daarom altijd met de behandelend arts worden overlegd.

5.6 Voedingsinterventies

5.6.1 Screening en behandeling

Voor het voedingsbeleid is het van belang patiënten te selecteren die (risico op) verslechtering van voedingstoestand of voedingsklachten hebben en vast te stellen wat de oorzaak van die problemen is. Ook moet duidelijk worden welke informatie de patiënt wil over voeding, producten of supplementen.

Een goed screenings- en behandelbeleid is aangewezen. (Zie voor screeningsbeleid, screeningsinstrumenten en voedingsbeleid bij ondervoeding: Voedingsleer hoofdstuk 35 'Screenen op ondervoeding bij volwassenen' door H. Kruizinga en A. Evers.) Welk screeningsinstrument specifiek de voorkeur verdient bij kanker, is nog onderwerp van discussie. Ongewild gewichtsverlies in korte tijd is de eerste aanwijzing en meest betrouwbare parameter die verslechtering van de voedingstoestand aangeeft. Het percentage gewichtsverlies (meer dan 5 procent in een maand of meer dan 10 procent in zes maanden) is een eerste maat voor de ernst van de ondervoeding. Het uitgangspunt is het gebruikelijke gewicht van de patiënt en niet het ideale gewicht. Een obese patiënt die in korte tijd veel gewicht heeft verloren, heeft vermoedelijk een slechtere voedingstoestand dan een patiënt met een laag maar stabiel gewicht.

Een nadeel van de bestaande screeningsinstrumenten is dat zij wel het gewichtsverlies, maar niet het spierverlies en de metabole ontregeling herkennen. Sarcopenie of sarcopene obesitas (spierverlies bij gelijkblijvend gewicht of overgewicht) worden daardoor niet vastgesteld. Om veranderingen in de vetvrije massa (spiermassa) vast te stellen zijn diverse metingen beschikbaar:

- De bovenarmspieromtrek, die wordt berekend m.b.v. de dikte van de triceps huidplooi en de bovenarmomtrek.

- De BIA- of BIS-meting (Bio-elektrische Impedantie Analyse of Bio-elektrische Spectroscopie). Deze metingen zijn gebaseerd op de elektrische geleiding of weerstand van het lichaam voor wisselstroom. Weefsels met veel water en elektrolyten, zoals bloed en spieren, geleiden goed. Op basis van de gemeten weerstanden kunnen de vetvrije massa en de vetmassa worden berekend.
- De DEXA-meting (Dual Energy X-ray Absorptiometry), waarbij door röntgenstraling de vet- en vetvrije massa wordt bepaald, gespecificeerd voor romp en ledematen. Op basis van de vetvrije massa van de ledematen wordt de appendicular skeletal muscle index (ASMI) berekend.
- De lumbale skeletspier index, met behulp van CT-scan/MRI.
- De handknijpkrachtmeting, die een indruk geeft van de perifere spierkracht en waarvan in de literatuur is beschreven dat deze is gerelateerd aan de totale spiermassa in het lichaam. De handknijpkracht is ook aan andere factoren gerelateerd, zoals inflammatie. Veranderingen in de handknijpkracht zijn eerder zichtbaar dan veranderingen in de spiermassa zelf; daarmee is handknijpkracht ook een indicator voor katabolie en anabolie.

In de dagelijkse praktijk van de diëtist kunnen meting van de bovenarmspieromtrek, BIA- of BIS-meting en handknijpkrachtmeting goed worden toegepast om de mate en aard van de ondervoeding verder te specificeren. Iedere bepaling heeft beperkingen en zegt op individueel niveau weinig, ook al zijn er referentiewaarden. Nader onderzoek naar welke methode (waarschijnlijk een combinatie van methoden) de voorkeur verdient is gaande.

Om het verloop van de spiermassa/spierkracht te monitoren is het wel bruikbaar om de patiënt vaker te meten, iedere keer op hetzelfde moment en op dezelfde manier en zijn eigen waarden met elkaar te vergelijken. Dan kan worden beoordeeld of de spiermassa/spierkracht van de patiënt verbetert of verslechtert. Een (gewenste) gewichtstoename hoeft niet te duiden op verbetering van de voedingstoestand als die gewichtstoename voornamelijk uit toename van vetweefsel bestaat en de toename van spierweefsel achterblijft. Een praktische aanpak voor de diëtist is samenwerking met een fysiotherapeut die de spiermassa kan evalueren. Fysiotherapeuten hebben daar vaker de apparatuur voor, ook in de dagelijkse praktijk.

Voor de uniformiteit wordt toch aangeraden om de MUST, de SNAQ met varianten dan wel de MNA als screeningsinstrument te gebruiken om een indruk te krijgen van de voedingstoestand. Het is echter belangrijk de beperkingen van deze screeningsinstrumenten bij kanker in het oog te houden.

Behalve de voedingstoestand zijn ook de ernst van de klachten en de behoefte aan zelfmanagement en informatie redenen voor voedingsinterventie. Elke klacht of complicatie heeft een negatief effect op het vermogen van de patiënt om goed en voldoende voeding te gebruiken. Enkele malen per dag met problemen rond de voeding worden geconfronteerd, heeft een negatief effect op de kwaliteit van leven. Desgevraagd kan informatie over voeding, producten, bereidingswijzen en supplementen onzekerheid wegnemen en bijdragen aan een betere zelfzorg en een gevoel van controle van de patiënt. Op basis van medische, sociale en zorgoverwegingen worden voedingsinterventies toegepast (zie kader). Voordat een voedingsadvies wordt gegeven is het van belang na te gaan of en waarom een voedingsinterventie noodzakelijk is.

Overwegingen voor het toepassen van voedingsinterventies

Medische overwegingen
Diagnose:

* de ligging van de tumor en/of metastasen vragen om voedingsinterventie
* de behandeling vraagt om voedingsinterventie
* de voedingstoestand of complicaties vragen om voedingsinterventie

Prognose:

* voedingsinterventie past bij het curatieve of palliatieve doel
* voedingsinterventie past bij de duur van de overleving

Sociale overwegingen

* voedingsinterventie sluit aan bij de opvatting en wens van de patiënt
* voedingsinterventie sluit aan op de behoefte aan informatie van de patiënt en naasten
* voedingsinterventie draagt bij aan de kwaliteit van leven
* voedingsinterventie is niet afhankelijk van de leefwijze en sociale status van de patiënt

Zorgoverwegingen

* voedingsinterventie is een vast onderdeel van de totale zorg voor de patiënt

Bron: Vogel e.a., *Handboek Voeding bij kanker*, 2012

Alleen screenen bij aanvang van de behandeling en bepalen van het voedingsbeleid is niet voldoende voor een goede voedingszorg bij kanker. Soms verloopt het ziekteproces volgens een gebruikelijk patroon, soms ook niet. Kanker is een proces dat voortdurend veranderingen met zich meebrengt. Daarom is regelmatige evaluatie van de voedingstoestand, de klachten, de behoefte aan informatie en veranderingen in het medisch behandeldoel van belang en wordt het advies daarop aangepast. Bij kanker en tijdens het verdere ziektebeloop is het nodig dat de patiënt regelmatig wordt gewogen en zijn voedingstoestand en lichaamssamenstelling worden beoordeeld. Als bij progressie van ziekte de levensverwachting kort is en de behandeling palliatief symptomatisch gericht, is screening op ondervoeding niet zinvol en blijft achterwege. De klachten met betrekking tot de voeding dienen regelmatig te worden nagevraagd en de patiënt moet de gelegenheid krijgen vragen te stellen over voeding.

5.6.2 Voedingsadviezen

Voedingsadviezen worden gegeven op basis van medische, sociale en zorgoverwegingen, de voedingstoestand, klachten en de informatiebehoefte.

Adviezen gericht op de voedingstoestand

Algemene adviezen ten aanzien van energie en voedingsstoffen bij kanker in het algemeen zijn niet te geven; ze hangen af van de behandeling, het doel van de behandeling en in welk ziektestadium de patiënt zich bevindt. Na het vaststellen van de behoefte aan energie, eiwit en andere voedingsstoffen wordt een voedingsadvies opgesteld (Expertgroep landelijke richtlijn ondervoeding, 2012). Bij kanker kan worden gekozen voor verschillende typen voedingen.

Ondervoeding door verminderde inname van voeding kan door voedingsmaatregelen worden afgeremd of gecorrigeerd. Door aanbod van voldoende energie en voedingsstoffen (oraal, enteraal en/of parenteraal) kan de oorzaak van dit gewichtsverlies worden weggenomen en het gewicht worden hersteld.

Dat ligt anders bij gewichts- en spierverlies door het anorexie-cachexiesyndroom. Uitsluitend voedingstherapie kan het gewichtsverlies bij anorexie-cachexie niet voorkomen. Ook bij voldoende aanbod van voeding en individuele diëtistische begeleiding blijft het gewichtsverlies doorgaan zolang de oorzaak van de katabolie (de tumor met de ontregelde stofwisseling) niet is weggenomen (Uster e.a., 2013). Een effectieve antitumorbehandeling (chirurgie, radiotherapie, chemotherapie) is de beste manier om gewichts- en spierverlies door het anorexie-cachexiesyndroom te corrigeren, omdat daarmee de mechanismen verdwijnen die de metabole ontregeling veroorzaken. Toch is aanbod van voldoende energie en voedingsstoffen aangewezen. Onvoldoende inneming verergert het gewichtsverlies en maakt de problemen alleen maar groter. Ook bij sarcopenie en sarcopene obesitas hangt herstel van het spierverlies af van de aanwezigheid van inflammatie door de tumor.

De exacte behoefte aan energie en eiwit bij kanker is onderwerp van discussie en onderzoek. De aanbevelingen worden hier in grove maten aangegeven. Er zijn uiteenlopende opvattingen over de toeslagen waarmee rekening moet worden gehouden. Ook ontbreekt goed onderzoek waarbij per oncologische aandoening de eiwit- en energiebehoefte is vastgesteld.

De basis van de energiebehoefte is de ruststofwisseling die kan worden gemeten met indirecte calorimetrie, maar meestal zal worden geschat. De formule van Harris & Benedict (1984) is ondanks beperkingen in de praktijk bruikbaar. Kanker en kankerbehandeling kunnen effect hebben op de ruststofwisseling, maar dit effect is verschillend. Uit onderzoek komt naar voren dat de ruststofwisseling vaak verhoogd is bij long-, pancreas-, slokdarm- en maagkanker en bij patiënten met een vergevorderd stadium van kanker (Expertgroep landelijke richtlijn ondervoeding, 2012).

Bij de voedingsadvisering bij kanker is gezondheidsbevordering op de langere termijn doorgaans niet aan de orde tijdens de behandelingen. Er is sprake van een acute situatie en het doel van de voeding moet worden aangepast aan het ziektestadium waarin de patiënt zich bevindt.

Bij de voedingsadvisering is het belangrijk welk doel de hulpverlener wil bereiken:

- handhaven van de voedingstoestand;
- verbeteren van de voedingstoestand;
- niet onnodig laten verslechteren van de voedingstoestand;
- loslaten van de voedingstoestand.

Het doel van de voeding is afhankelijk van het medisch doel: curatie of ziekte-gerichte palliatie. Aan de hand hiervan wordt bepaald welk soort voeding wordt geadviseerd.

Het advies kan zijn:

- goede voeding;
- adequate voeding;
- energie- en eiwitverrijkte voeding;
- eiwitverrijkte voeding, al dan niet met een energiebeperking;
- comfortvoeding.

Aandacht voor fysieke beweging, bij voorkeur training, is een vast aandachtspunt in het voedingsadvies gericht op de voedingstoestand. Bij inactiviteit neem de spier-massa altijd af, ook bij ruime inname van eiwitten. Bij beweging en training wordt, in alle fasen van het ziekteproces, uit de voeding meer spiermassa opgebouwd of behouden dan zonder beweging en training (Fearon e.a., 2012). Hoewel er meer onderzoek nodig is om de effecten van een combinatie van voeding en beweging bij kanker te bevestigen, zijn er uit onderzoek bij ouderen aanwijzingen dat de opbouw van spieren niet alleen gevoelig is voor de totale hoeveelheid eiwit, maar ook voor een verdeling van eiwit over alle maaltijden, dat wil zeggen 20-30 g per maaltijd.

Goede voeding

Goede voeding is gericht op gezondheidsbevordering op de lange termijn: preventie van overgewicht en mede daardoor vermindering van het risico op het ontwikkelen van diabetes mellitus, hart- en vaatziekten en bepaalde vormen van kanker. Goede voeding, op basis van de Richtlijnen Goede Voeding (RGV) 2006, is geschikt voor patiënten met een stabiel gewicht, die na succesvolle afronding van de behandeling geen ondervoeding of ongunstige lichaamssamenstelling hebben. Zie voor crite-ria Voedingsleer hoofdstuk 3 *'Voeding van de gezonde volwassene'* door De Boer, Ocké en Van Rossum, 2009.

Adequate voeding

Adequate voeding levert voldoende energie en voedingsstoffen voor het dagelijks functioneren en het handhaven van de voedingstoestand als het gewicht stabiel is en er geen klachten, ernstige complicaties, grote verliezen en/of intensieve behan-delingen zijn. Het verschil met goede voeding is dat gezondheidsbevordering op de langere termijn niet aan de orde is zolang de behandeling nog niet is afgerond. Preventieadviezen, zoals een gunstige vetzuursamenstelling en beperkt gebruik van mono- en disachariden, zijn in de actuele situatie minder belangrijk.

Uitgangspunten zijn:

- *Energie*: meting of schatting volgens de formule van Harris & Benedict met toeslagen voor fysieke activiteit.
- *Eiwit*: 1,0-1,2 g per kg actueel lichaamsgewicht. Bij een BMI ≥ 27 terugrekenen naar een BMI van 27.
- *Vet en koolhydraten*: voldoende om de energiebehoefte te dekken. De verhouding tussen vet en koolhydraten en de aard van de vetten en koolhydraten zijn ondergeschikt. Een minimale hoeveelheid essentiële vetzuren moet beschikbaar zijn.
- *Vitamines, mineralen en spoorelementen*: volgens de algemene aanbevelingen bij goede voeding.
- *Vocht*: 1500 ml drinkvocht (≥ 70 jaar: 1700 ml).

Energie- en eiwitverrijkte voeding

Energie- en eiwitverrijkte voeding is nodig bij een verhoogde behoefte door recent gewichtsverlies als gevolg van een verminderde inneming, bij grote verliezen en complicaties (enkele dagen volumineuze diarree, koorts, grote ulcera en grote output door drain, stoma of fistel) en bij een grote chirurgische ingreep, intensieve chemotherapie en combinatiebehandelingen, zoals chemoradiatie.

Uitgangspunten zijn:

- *Energie*: meting of schatting volgens de formule van Harris & Benedict met toeslagen voor activiteit, metabole stress en/of gewichtstoename.
- *Eiwit*: 1,2-1,5 g per kg actueel lichaamsgewicht. Bij een BMI ≥ 27 terugrekenen naar een BMI van 27. Bij zeer ernstige ziekten en na een grote operatie is ten minste 1,5-1,7 g eiwit per kg actueel lichaamsgewicht nodig.
- *Overige voedingsstoffen*: volgens de algemene aanbevelingen bij goede voeding.

Eiwitverrijkte voeding

Een eiwitverrijkte voeding levert een verhoogde hoeveelheid eiwit om de spiermassa te handhaven of te verbeteren tijdens een niet-belastende behandeling of in de periode van nazorg, herstel en revalidatie. Een eiwitverrijkte voeding kan bij overgewicht en een verhoogde vetmassa worden gecombineerd met een energiebeperkte voeding.

Uitgangspunten zijn:

- *Eiwit*: 1,2-1,5 g per kg actueel lichaamsgewicht. Bij een BMI ≥ 27 terugrekenen naar een BMI van 27.
- *Energie*:
  - bij gewichtshandhaving als bij adequate voeding: meting of schatting volgens de formule van Harris & Benedict met toeslagen voor fysieke activiteit;
  - bij gewenste gewichtsvermindering energiebeperkt tot maximaal 500 kcal beneden de berekende behoefte op voorwaarde dat de voeding volwaardig blijft.
- *Overige voedingsstoffen*: volgens de algemene aanbevelingen bij goede voeding.

Comfortvoeding

Comfortvoeding (voorheen palliatieve voeding genoemd) is aangewezen als de ziekte zich progressief ontwikkelt, ziektegerichte antitumorbehandeling niet meer mogelijk is en het overlijden op korte termijn wordt verwacht. Voeding draagt dan niet meer bij aan de opbouw van weefsel en de instandhouding van het lichaam, maar is gericht op comfort en vermindering van de klachten. Als voldoende inneming van voeding niet haalbaar of wenselijk is, ligt de nadruk op vermindering van hinderlijke symptomen, en acceptatie van het veranderde perspectief. De patiënt eet als hij wil en kan eten, en eet niet als hij dat niet kan of wil. De inname van voldoende energie en voedingsstoffen heeft geen prioriteit meer.

Uitgangspunten van comfortvoeding zijn:

- het draagt bij aan comfort en welbevinden;
- er is geen druk van het 'moeten eten';
- het niet verergeren van klachten door voeding en het oplossen of kunnen omgaan met klachten;
- het loslaten van streven naar behoud of verbetering van de voedingstoestand.

De keuze tussen eiwit-energierijke dan wel adequate voeding en comfortvoeding is vaak lastig en verschuift tijdens het ziekteproces. Palliatieve voedingszorg (de zorg voor de patiënt in zijn laatste levensfase), ondersteunt en verandert met het medische behandelbeleid. Indien een ziektegerichte antitumorbehandeling wordt ingezet gericht op verlenging van de overleving, is adequate dan wel eiwit-energieverrijkte voeding geboden. Als de palliatieve behandeling symptoomgericht is en verlenging van de overleving niet wordt nagestreefd, is comfortvoeding aan de orde (Figuur 5.3). De inname van voeding en vocht neemt spontaan geleidelijk aan af. In de stervensfase stopt de patiënt met de inname van voeding en vocht.

Voor de patiënt en/of diens naasten kan goede uitleg over comfortvoeding opluchting geven, want het continue afvallen en spierverlies door onvoldoende inneming en het voortschrijdende ziekteproces legt vaak een grote emotionele druk op de patiënt en naasten in de laatste levensfase. Het ziekteproces en de daarbij behorende verslechtering van de voedingstoestand zijn onomkeerbaar en valt niet meer met voeding te beïnvloeden of te verbeteren (Expertgroep Cachexie, 2013).

Wijze van voeden

Bij de behandeling van kanker is in eerste instantie orale voeding, afgestemd op het individu, aangewezen. Indien de patiënt in een ziekenhuis of verpleeghuis is opgenomen, dient de instelling zorg te dragen voor een voedingsaanbod waarmee de patiënt zijn voeding kan aanpassen aan de eisen en de beperkingen die de ziekte of de behandelingen meebrengen. Aandachtspunten daarbij zijn:

- een breed assortiment en flexibele menukeuze voor verschillende smaakvoorkeuren en voedingsgewoonten;

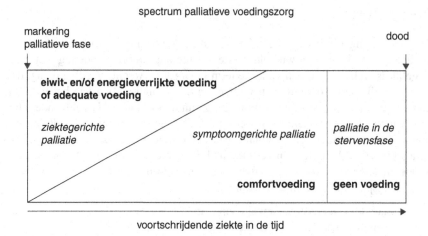

voortschrijdende ziekte in de tijd

bron: Landelijke Werkgroep Diëtisten Oncologie 2013 (op basis van De Graeff 2010)

Figuur 5.3 Spectrum palliatieve voedingszorg.

- een royaal aanbod van eiwitrijke, tevens energierijke dan wel energiearme voedingsmiddelen, tussendoortjes, snacks en dranken;
- een 24-uursvoedingszorg, waardoor gemiste maaltijden op een ander tijdstip kunnen worden aangeboden.

Als de patiënt thuis verblijft, is informatie voor patiënt en naasten, gericht op de thuissituatie, van belang om de voeding individueel aan de eisen en beperkingen aan te passen.

Als orale voeding ontoereikend of niet gewenst is, staat een heel scala aan klinische dieetvoedingen (drinkvoeding, modules en supplementen, sondevoeding, parenterale voeding) ter beschikking om de voeding alsnog aan de eisen en beperkingen te laten voldoen (zie voor klinische voeding Dieetleer hoofdstuk 29 *'Klinische voeding'* door Jonkers en Tas). Uit onderzoek komt ook naar voren dat drinkvoeding voor handhaving dan wel verbetering van de voedingstoestand alleen moet worden geadviseerd als onderdeel van een individueel voedingsadvies door de diëtist en niet als vervanging daarvan (Expertgroep landelijke richtlijn ondervoeding, 2012)

Ziektespecifieke voeding bij kanker

Voeding verrijkt met eicosapentaeenzuur (EPA)

Er zijn aanwijzingen dat eicosapentaeenzuur (EPA) een anti-inflammatoire werking heeft, de productie van cytokines remt en daardoor een remmend effect heeft op de metabole ontregeling.

Drinkvoeding met omega-3-vetzuren (EPA, 2 g/dag), energie, eiwit (aminozuren), antioxidanten en andere stoffen is ontwikkeld om aan kanker gerelateerd gewichts- en spierverlies, dat vooral wordt veroorzaakt door metabole ontregeling, af te remmen. Na één à drie weken gebruik zouden positieve effecten op de eetlust, gewichtsstabilisatie, spierweefsel en conditie mogen worden verwacht. Deze effecten zijn bij goed opgezette gerandomiseerde studies echter niet of veel minder overtuigend gebleken dan op grond van theoretische aannames en dierproeven en ongecontroleerde onderzoeken werd verwacht. Er zijn wel studies die positieve effecten lieten zien op behoud van gewicht en vetvrije massa bij patiënten met longkanker die met chemoradiatie werden behandeld en bij patiënten met stamceltransplantatie die minder complicaties vertoonden, maar er is meer onderzoek van goede kwaliteit nodig om deze uitkomsten te bevestigen.

De conclusie is daarom vooralsnog dat EPA niet bewezen effectief is bij de behandeling van anorexie of gewichtsverlies bij patiënten met kanker (Expertgroep landelijke richtlijn ondervoeding, 2012)

Voeding met immunonutritie

Klinische voeding verrijkt met omega-3-vetzuren, arginine en nucleotiden, die het immuunsysteem stimuleren, lijkt een positief effect te hebben bij specifieke oncologische patiëntengroepen. Bij patiënten die een grote oncologische ingreep in het hoofd-halsgebied of het maag-darmkanaal moeten ondergaan, lijkt zowel het preoperatief (vijf tot zeven dagen) als postoperatief toedienen van een dergelijk voedingssupplement het aantal postoperatieve infectieuze complicaties te verminderen en de opnameduur te verkorten (CBO, 2007).

Adviezen gericht op voedingsklachten

Verschillende klachten kunnen elkaar versterken en uit elkaar voortkomen. Bij kanker en kankerbehandeling heeft de patiënt meestal verschillende klachten tegelijk. Dat maakt oncologische voedingszorg zo complex. Klachten die vaak voorkomen en die niet specifiek zijn voor een bepaalde vorm van kanker of kankerbehandeling zijn anorexie, aversie met smaak- en reukproblemen, misselijkheid en braken, extreme vermoeidheid, mondproblemen en maag-darmproblemen. Inzicht in de oorzaak van de klacht is van belang voor de keuze van een interventie.

Bij de voedingsadvisering is het belangrijk het doel te bepalen: staat vooral de reductie van klachten ten behoeve van de kwaliteit van leven op de voorgrond of is ook het handhaven of verbeteren van de voedingstoestand aan de orde?

Anorexie/slechte eetlust

Anorexie of slechte eetlust kan bij de patiënt en bij de naasten gevoelens van schuld en onmacht teweegbrengen. Oorzaken van slechte eetlust kunnen zijn:

- metabole ontregelingen door cytokines, die door de tumor of – als reactie op de tumor – door het immuunsysteem van de patiënt worden geproduceerd;
- andere metabole stoornissen, zoals hypercalciëmie, hyponatriëmie, uremie, nierinsufficiëntie;
- klachten van het spijsverteringskanaal, zoals mondproblemen, vertraagde maagontlediging, passagestoornissen door obstructies, misselijkheid en braken, obstipatie, ascites;
- algemene klachten, zoals pijn, vermoeidheid, benauwdheid, angst en depressie, koorts.

Maatregelen

- Neem een voedingsanamnese af, met aandacht voor energie-inneming, het 24-uursritme, vochtinneming, andere complicaties en klachten.
- Leg uit dat gebrek aan eetlust een gevolg is van de ontregeling door kanker en een moeilijk te bestrijden symptoom als de oorzaak niet kan worden aangepakt. Bespreek gevoelens van onmacht en schuld bij patiënt en naasten.
- Adviseer:

  – voldoende vocht (minimaal 1,5 liter drinkvocht per dag);
  – kleine, aantrekkelijke maaltijden die de patiënt aan kan;
  – verschuiving van de maaltijdmomenten;
  – uit te proberen of zachte of vloeibare gerechten beter bevallen;
  – om, indien mogelijk, in gezelschap, aan tafel en aangekleed te eten.

- Adviseer ten behoeve van het handhaven of verbeteren van de voedingstoestand:

  – een grote maaltijdfrequentie;
  – maaltijden en producten met een hoge voedingsstofdichtheid, ruim gebruik van vet- en suikerrijke producten;
  – zo min mogelijk producten die weinig of geen energie bevatten, zoals thee, water, koffie, rauwkost en magere of light-producten;
  – aanvullende of vervangende dieetvoeding (drink- en/of sondevoeding); drinkvoeding kan echter de anorexie en snelle verzadiging vergroten.

- Overleg met de arts over eetluststimulerende medicatie, zoals corticosteroïden en progestativa.
- Zorg ervoor dat maaltijden en dranken die niet meteen worden gebruikt, niet lang bij de patiënt blijven staan.

Aversie, smaak- en reukveranderingen

Een afkeer van bepaalde producten kan ontstaan doordat de smaakbeleving verandert door verhoging of verlaging van smaakdrempels. Ook kan een on- of overgevoeligheid optreden voor geuren. (Zie ook Dieetleer hoofdstuk 84 *Voeding bij smaak- en reukstoornissen'* door Jager-Wittenaar.)

Oorzaken van aversie, smaak- en reukveranderingen bij kanker kunnen zijn:

- metabole ontregelingen;
- dehydratie, koorts en infecties;
- chemotherapie en/of radiotherapie in het hoofd-halsgebied;
- mondproblemen, zoals mucositis en droge mond.

Maatregelen

- Neem een voedingsanamnese af, gericht op aversie, reuk- en smaakveranderingen voor bepaalde producten en bereidingswijzen.
- Leg uit dat aversie, reuk- en smaakveranderingen door de ziekte en/of behandelingen worden veroorzaakt en moeilijk te bestrijden zijn als de oorzaak (d.w.z. de tumor) niet kan worden weggenomen. Leg uit dat deze klachten na behandeling nog enige tijd kunnen aanhouden en per periode sterk kunnen wisselen. Leg patiënt en naasten ook uit dat de smaakbeleving niet meer overeenkomt met het smaakgeheugen, waardoor de patiënt vaak geen betrouwbaar antwoord kan geven op de vraag 'zeg maar wat je lekker vindt'.
- Adviseer:
  - producten die aversie, smaak- of reukveranderingen oproepen te vermijden; dat is erg individueel bepaald, maar het zijn vaak producten met een uitkomende smaak en geur, zoals koffie, gebraden vlees, gebakken of gefrituurde gerechten, warme producten, kruiden en specerijen, alcoholische dranken;
  - etensgeur of parfumgeurtjes te vermijden, anderen de maaltijd klaar te laten maken, uit de keuken te blijven en de ruimte goed te ventileren; koude maaltijden verspreiden minder geur;
  - steeds opnieuw verschillende en ook ongewone producten uit te proberen en niets bij voorbaat weg te laten;
  - bij een permanent vieze smaak in de mond producten met een uitgesproken smaak te gebruiken of op pepermunt, zuurtjes en dergelijke te zuigen.
- Wijs op het belang van een goede mondverzorging.
- Adviseer ten behoeve van het handhaven of verbeteren van de voedingstoestand geen aangename smaakverwachting te hebben, maar vooral 'verstandelijk' te eten. Afleiding tijdens het eten, zoals lezen en televisie kijken, kan daarbij helpen. Blijven hopen op 'iets lekkers' levert doorgaans teleurstelling op.

Misselijkheid en braken

Misselijkheid en braken zijn sterk met elkaar verweven, maar kunnen onafhankelijk van elkaar voorkomen. Oorzaken kunnen zijn:

- maag-darmproblemen, zoals vertraagde maagontlediging, ontstekingen in het spijsverteringskanaal, obstructie door tumor, obstipatie, ileus, ascites en levermetastasen;
- medicatie, zoals opioïden;
- metabole ontregelingen;

- ontregeling in elektrolytenbalans;
- cerebrale stoornissen, zoals hersenmetastasen, hersentumor en meningitis;
- pijn, angst en spanning;
- chemotherapie, waarbij de klachten afhangen van het soort cytostaticum en de doseringen.

Sommige cytostatica zijn sterk emetogeen (misselijkheid en braken veroorzakend). Andere middelen zijn matig of niet emetogeen (De Graeff e.a., 2010; www.sibopmaat.nl.

De individuele reactie van de patiënt kan sterk variëren. Zo braken vrouwen meer dan mannen, alcoholisten minder dan matige drinkers of geheelonthouders. Gespannen mensen hebben vaak meer klachten. De kans op misselijkheid en braken neemt toe met het aantal chemokuren. Anticipatoir braken kan voorafgaand aan de kuur optreden door bepaalde stimuli, die door de patiënt worden geassocieerd met de vorige kuur. Misselijkheid en braken kunnen acuut (direct of binnen 24 uur) optreden na toediening van de chemotherapie. Bij vertraagde misselijkheid treden de klachten pas na 24 uur of zelfs na enkele dagen op.

Het patroon van misselijkheid en braken kan aanwijzingen geven over de oorzaak en een mogelijk effectieve behandeling:

- het opgeven van onverteerd, niet-zuur voedsel direct na het slikken wijst op een afwijking in de oesofagus;
- braken enige uren na de maaltijd wijst op een vertraagde maagontlediging ten gevolge van een partiële obstructie van de pylorus of het duodenum;
- kleine hoeveelheden braken met een wisselende mate van misselijkheid en een uitgezette maag met vocht wijst op een gastroparese;
- braken in combinatie met een toename van de buikomvang en kortademigheid kan wijzen op ascites;
- houdingsafhankelijke misselijkheid en braken kunnen optreden bij stase van vocht in de maag en infiltratie van het mesenterium/peritoneum;
- (ochtend)braken (vaak zonder misselijkheid) gecombineerd met hoofdpijn en/of neurologische uitval wijst op intracraniële drukverhoging;
- braken in combinatie met dorst, polyurie, obstipatie, sufheid en/of verwardheid kan wijzen op hypercalciëmie.

Maatregelen

- Overleg met de arts over de oorzaak en het gebruik van medicatie (anti-emetica, laxantia, prokinetica e.d.).
- Ga na of de patiënt orale voeding kan en mag gebruiken, in staat is om over voeding te praten en de voorgeschreven medicatie goed gebruikt.
- Neem een voedingsanamnese af, met aandacht voor het patroon, de ernst en de duur van de misselijkheid en het braken. Vraag specifiek wanneer de patiënt braakt: direct na de maaltijd, al bij doorslikken, een paar uur na de maaltijd of onafhankelijk van het maaltijdpatroon.

- Adviseer als orale voeding gebruikt kan worden:

  - voldoende vocht (minimaal 1,5 liter drinkvocht per dag); niets forceren, zo nodig kan een infuus worden ingebracht;
  - voeding te gebruiken op dagdelen en/of momenten dat de patiënt minder misselijk is of tussen de kuren in; bij heftige misselijkheid is het beter een voedingspauze in te lassen, niet aan te dringen op eten en niet gebruikt eten weer weg te nemen; soms helpt zuigen op een ijsklontje, waterijsje of zachte stukjes fruit bij een acute aanval;
  - een lege maag te vermijden door regelmatig een kleinigheid te eten; soms kan misselijkheid worden 'weggegeten'; soms helpt het drinken van koolzuurhoudende dranken;
  - de adviezen bij aversie, smaak- of reukproblemen te volgen;
  - na de maaltijd te blijven zitten en snelle verandering in lichaamshouding te vermijden.

- Wijs op het belang van een goede mondverzorging.
- Adviseer ten behoeve van het handhaven of verbeteren van de voedingstoestand aanvullende drink- of sondevoeding. Drinkvoeding kan echter een misselijk gevoel versterken. Bij heftig braken is het zinvol om de sonde voorbij de pylorus te leggen.

Extreme vermoeidheid

Vermoeidheid bij kanker heeft grote gevolgen voor het dagelijks functioneren van de patiënt. De vermoeidheid is heviger en intenser dan vermoeidheid na een normale inspanning bij gezonde personen en wordt doorgaans niet beïnvloed door rust of slapen. Vermoeidheid uit zich door een verminderde inspanningstolerantie, concentratie- en geheugenstoornissen, geïrriteerdheid en verminderde interesse.

Vermoeidheid komt voor in alle stadia van de ziekte en ook na de behandeling of na genezing kan het verschijnsel nog aanwezig zijn en de kwaliteit van leven negatief beïnvloeden. Meestal zijn er diverse oorzaken, die slechts ten dele te behandelen zijn. Oorzaken kunnen zijn:

- vorm van kanker (bijv. longkanker) en alle vormen van kanker in een gevorderd stadium;
- complicaties, zoals anemie, metabole ontregelingen;
- slechte voedingstoestand, cachexie, dehydratie;
- comorbiditeit, zoals COPD, diabetes, cardiovasculaire aandoeningen;
- psychische ontregelingen, zoals depressie en slaapstoornis;
- antitumorbehandelingen, wacht- en reistijden;
- inactiviteit, bedlegerigheid.

Maatregelen

- Neem een voedingsanamnese af, met aandacht voor voedingsdeficiënties, 24-uursritme, huishoudelijke organisatie, bewegings- en rustpatroon.

- Leg uit dat vermoeidheid kan worden veroorzaakt door ziekte, het tumorproces en de behandelingen. Leg ook uit dat voldoende rust belangrijk is, maar dat alleen rust het probleem doorgaans niet oplost. Integendeel: beweging en training stimuleren de spieropbouw en conditieverbetering zowel tijdens als na de behandeling. Wijs, indien mogelijk, op specifieke spier- of conditietraining in het kader van oncologische revalidatieprogramma's.
- Adviseer te eten op tijdstippen dat de patiënt minder moe is en zo nodig gebruik te maken van zachte of vloeibare gerechten.
- Wijs op de mogelijkheden van huishoudelijke hulp, kant-en-klare producten, diepvries- of koelmaaltijden en maaltijdservice om met weinig inspanning toch goed te eten.

Mondproblemen

De meest voorkomende mondproblemen zijn droge mond, orale mucositis, hinderlijke slijmvorming, en kauw- en slikklachten. Een droge mond, al dan niet met hinderlijke slijmvorming, wordt veroorzaakt door chemotherapie, radiotherapie in het hoofd-halsgebied, dehydratie, medicatie en een slechte voedingstoestand.

Zowel orale als gastro-intestinale mucositis worden veroorzaakt door radiotherapie en/of chemotherapie. Ontstekingsreacties beschadigen de epitheellaag van de mond en/of het maag-darmkanaal, die daardoor geen barrière meer vormt voor mogelijk pathogene bacteriën. Er treden infecties op door translocatie van mond- en/of darmflora en door schimmels en bacteriën. Mucositis kan ernstig en pijnlijk zijn, de voedsel- en vochtinneming belemmeren en de kwaliteit van leven negatief beïnvloeden (zie kader). Van de patiënten die worden behandeld met radiotherapie in het hoofd-halsgebied krijgt 80-100 procent last van orale mucositis. Bij radiotherapie is de mucositis lokaal, maar bij chemotherapie kan het hele spijsverteringskanaal zijn aangetast. Een droge mond, slechte mondhygiëne, een slechte voedingstoestand en roken verhogen de kans op orale mucositis en vertragen de genezing.

Gradaties van mucositis

- Graad 0: geen klachten.
- Graad 1: roodheid van slijmvliezen; de patiënt kan vaste voeding eten en drinken.
- Graad 2: kleine ulceraties: vaste voeding eten en drinken is pijnlijk, maar mogelijk.
- Graad 3: in elkaar overlopende ulceraties met witte vlekken: de patiënt kan geen vaste voeding, wel gemalen of vloeibare voeding gebruiken.
- Graad 4: ulceraties met bloedingen: eten en drinken is onmogelijk, spreken is moeilijk.

Bron: WHO, 1997

Maatregelen

- Neem een voedingsanamnese af, met aandacht voor de inneming van energie en voedingsstoffen, droge mond, slijmvorming, graad van mucositis, kauw-, slik- en passageproblemen.
- Adviseer bij een pijnlijke mond en beschadigde slijmvliezen:

  - een zacht, smeuïge of vloeibare voeding, vocht en vaste voeding te combineren;
  - geen scherpe, zure, sterk gekruide, erg zoete of erg zoute producten, koolzuurhoudende dranken, alcoholische dranken;
  - geen harde voedingsmiddelen die het slijmvlies kunnen beschadigen, zoals noten, hard fruit, korstjes, hardgebakken gerechten;
  - gebruik van een kort afgeknipt rietje;
  - producten op kamertemperatuur, eventueel (ijs)koude producten.

- Adviseer bij een droge mond en hinderlijke slijmvorming:

  - niet onnodig overschakelen op vloeibare voeding: kauwen is een mechanische prikkel voor de speekselklier;
  - bij iedere hap vaste voeding wat drinken om de voeding in de mond met vocht te mengen;
  - kauwen op suikervrije kauwgom en kauwen of zuigen op waterijs, suikervrije pepermunt en fris-zure producten (zoals appel, komkommer, augurk, ananas);
  - de mond spoelen met water bij een slijmerig gevoel na het gebruik van melkproducten en na het gebruik van producten die veel suiker of zuur bevatten.

- Adviseer een consult bij een mondhygiënist.
- Regelmatig spoelen of sprayen met een zout-sodaoplossing (1 liter water met 1 afgestreken theelepel zout en 1 afgestreken theelepel soda) kan de klachten verzachten. Soms biedt kunstspeeksel verlichting van de droge mond, soms ook niet.
- Adviseer ten behoeve van het handhaven of verbeteren van de voedingstoestand:

  - producten met een hoge voedingsstofdichtheid en zo nodig aanvullende of volledige drink- en sondevoeding; NB bij een pijnlijke mond geen drinkvoeding op basis van yoghurt, sap of met zure smaken;
  - de aanleg van een voedingsstoma (PEG, PRG, PEJ) als de patiënt geruime tijd op aanvullende of vervangende sondevoeding is aangewezen. Uit onderzoek komt naar voren dat bij chemoradiatie bij hoofd-halstumoren de aanleg van een voedingsstoma voorafgaand aan de behandeling noodzakelijk is om de voedingstoestand te bewaken.

Gastro-intestinale problemen

Diarree

Onder diarree wordt verstaan een toegenomen frequentie van te dunne ontlasting. Dit dient te worden onderscheiden van incontinentie van de ontlasting, alleen een toegenomen frequentie en een onvrijwillige lozing van ontlasting die de patiënt ook aanduidt als diarree. Bij paradoxale diarree is sprake van obstipatie: er lekt dunne ontlasting langs een ingedikte fecesprop of tumor.

Oorzaken van diarree kunnen onder andere zijn:

- malabsorptie van voedingsstoffen, bijvoorbeeld bij een pancreasinsufficiëntie, bij cholestase of bij een maag- of slokdarmoperatie;
- afname van het resorberend oppervlak door bijvoorbeeld resecties in het maagdarmkanaal;
- veranderde motiliteit in het maag-darmkanaal, bijvoorbeeld door tumorgroei;
- bacteriële overgroei bij vertraagde darmpassage of bij motiliteitsstoornissen;
- medicatie (antibiotica, laxantia);
- epitheelafwijkingen door targeted therapy;
- chemotherapie en radiotherapie. Bij sommige cytostatica en bij radiotherapie beneden het middenrif treedt gastro-intestinale mucositis op waardoor diarree ontstaat.

Bij chemotherapie geeft beoordeling van de mondslijmvliezen een indicatie van de vergelijkbare schade aan de slijmvliezen van maag en darm. Door de intestinale schade neemt het absorberend vermogen sterk af. Bij ernstige mucositis ten gevolge van chemotherapie is enterale voeding daardoor soms slechts beperkt mogelijk en is parenterale voeding geïndiceerd.

Als bij radiotherapie een groot deel van de dunne of dikke darm in het bestralingsgebied ligt, is bij meer dan 70 procent van de patiënten een lokale ontstekingsactiviteit aantoonbaar. De klachten treden rond de tweede of derde week op en nemen over het algemeen enkele weken na de bestraling weer af. Na bestraling kan zich bij een aantal patiënten op de langere termijn late stralenschade ontwikkelen met chronische, irreversibele klachten, zoals diarree, buikkrampen, loze aandrang dan wel fecale incontinentie.

Maatregelen

- Neem een voedingsanamnese af, met aandacht voor het ontlastingspatroon, zoals de kleur, de consistentie en de frequentie.
- Leg uit dat strenge beperking van voeding niet zinvol is en dat er ook bij niet-eten ontlasting wordt gevormd.
- Adviseer:
  - adequate vochtinneming (ten minste 1,5 liter drinkvocht per dag) en royale zoutinneming; afhankelijk van de verliezen zijn extra vocht, mineralen en elektrolyten nodig, eventueel aanvulling per infuus;
  - zo min mogelijk producten die bijdragen aan een versnelde peristaltiek, gasvorming of slijmvliesirritatie, zoals vetrijke grote maaltijden, koffie, alcoholische dranken, grove vezels, gasvormende producten en scherpe kruiden en specerijen.
  - matig gebruik van melk en van suiker, verdeeld over de dag;
  - geen sorbitol houdende producten.

- Leg uit dat 'stoppende' voeding niet bestaat.
- Overweeg bij ernstige gastro-intestinale mucositis (graad 4) parenterale voeding.

Een goede onderbouwing van de voedingsadviezen bij diarree ten gevolge van radiotherapie of chemotherapie ontbreekt, omdat onderzoeken naar de invloed van voeding op de gastro-intestinale complicaties vaak weinig consistente conclusies toelaten. De waarde van een vetbeperking, met en zonder MCT-substitutie, lactosebeperking, elementaire voeding, vezelbeperking, vezelverrijking, enterale en parenterale voeding en enzymsuppletie valt wetenschappelijk niet goed te onderbouwen. Probiotica kunnen een gunstige werking hebben op de frequentie van de ontlasting bij diarree. Dit is vooral aangetoond bij diarree tijdens het gebruik van antibiotica. Er zijn aanwijzingen dat het gebruik van probiotica een gunstige invloed heeft op de diarree tijdens en na de antitumorbehandeling, maar de onderzoeksuitkomsten zijn niet consistent. Bij diarree ten gevolge van gastro-intestinale mucositis en verminderde afweer wordt gebruik van probiotica afgeraden.

Obstipatie

Veel patiënten met kanker krijgen voor korte of langere tijd te maken met obstipatie, een lage frequentie en moeizame productie van (meestal harde) ontlasting.
 Oorzaken van obstipatie kunnen zijn:

- obstructie in de darm door de tumor of stricturen na chirurgie of radiotherapie;
- darmparalyse: afnemende beweeglijkheid van de darm;
- dehydratie;
- een lage voedingsinname, tekort aan vezels en vocht in de voeding;
- inactiviteit (bedlegerigheid), zwakte;
- medicijnen, vooral opioïden;
- chemotherapie (m.n. vinca-alkaloïden);
- metabole afwijkingen (hypercalciëmie).

Maatregelen

- Ga na wat de oorzaak is en of orale voeding gebruikt mag worden. Bij (dreigende) ileus mag niets per os worden gebruikt.
- Bij een paralytische darm of darmobstructie is fecale impactie (ingedikte harde ontlasting die een verstopping veroorzaakt) een risico en zijn bulkvormers en grove vezels niet aangewezen. De voeding moet dan worden fijngemaakt, gemalen of zelfs vloeibaar zijn.
- Neem een voedingsanamnese af, met aandacht voor het defecatiepatroon en de voedingsvezel- en vochtinneming.
- Adviseer als orale voeding gebruikt mag worden, een gevarieerd vezelrijk dieet (m.n. bij het ontbijt) en een regelmatig voedingspatroon met voldoende drinkvocht. Indien de patiënt last heeft van een verminderde eetlust en een vol gevoel, is het belangrijker dat de patiënt wat eet en hebben vezels minder prioriteit omdat deze een snelle verzadiging kunnen geven en een opgeblazen gevoel.

- Het gebruik van vezelproducten is gecontra-indiceerd bij patiënten die onvoldoende vocht tot zich kunnen nemen.
- Overleg met de arts over het gebruik van laxantia. Bij opioïde pijnstillers moeten *altijd* laxantia worden gebruikt.

Voedingsadviezen na behandeling van kanker

Na afronding van de behandeling volgt een periode van herstel en revalidatie. Oncologische revalidatie is de actieve zorg op maat voor kankerpatiënten en ex-kankerpatiënten en omvat fysieke training, psychosociale educatie, voeding- en dieetadviezen, coaching over de energieverdeling bij vermoeidheid en arbeidsre-integratie. Er zijn aanwijzingen dat voor overlevers van kanker dezelfde aanbevelingen gelden als die worden gegeven ter preventie van kanker om het risico op een recidief, een tweede tumor of andere gezondheidsproblemen te verminderen. Zie voor meer informatie Dieetleer hoofdstuk 54 '*Voeding en primaire en secundaire preventie van kanker*' door R. Winkels en E. Kampman.

Aanbevelingen voor voeding en leefstijl

- Streef naar een slank postuur, maar vermijd ondergewicht.
- Neem iedere dag minimaal een halfuur lichaamsbeweging.
- Vermijd dranken met suiker en beperk de consumptie van calorierijk voedsel.
- Kies voor veel groente en fruit, volkorenproducten en peulvruchten en varieer zo veel mogelijk.
- Beperk de consumptie van rood vlees inclusief bewerkt vlees en vleeswaren.
- Beperk het aantal glazen alcohol per dag tot twee voor mannen en één voor vrouwen.
- Beperk de consumptie van zout.
- Vertrouw niet op voedingssupplementen als bescherming tegen kanker.

Bron: Wereld Kanker Onderzoeks Fonds, 2011

5.7   Rol van de diëtist

De behandeling bij kanker is per definitie multidisciplinair; alle deskundigheid moet worden gebundeld. Bij een goede en effectieve behandeling zijn veel disciplines betrokken die in teamverband moeten werken (Zorgstandaard Kanker 2014). De samenstelling van een team wisselt per oncologische aandoening en behandelingstraject.

Een team kan bestaan uit:

- medici, bijvoorbeeld huisarts, specialist, chirurg, radiotherapeut, internist-oncoloog, specialist ouderenzorg;
- verpleegkundigen: oncologie-, research- en transferverpleegkundige, verpleegkundig specialisten bijvoorbeeld op het gebied van stomazorg, mammacare of palliatieve zorg;
- paramedici, bijvoorbeeld diëtist, logopedist, mondhygiënist, fysiotherapeut, radiotherapielaborant;
- ondersteunende hulpverleners, bijvoorbeeld voedingsassistente, zorgassistente, thuishulp;
- psychosociale zorgverleners, bijvoorbeeld maatschappelijk werker, psycholoog, pastoraal werker;
- leken, bijvoorbeeld mantelzorgers, vrijwilligers terminale zorg, lotgenoten, patiëntenverenigingen.

Het is aangetoond dat een individueel voedingsadvies door de diëtist ter verbetering van de inname voor, tijdens en na de behandeling een duidelijke meerwaarde heeft boven het geven van alleen een brochure (Persson & Glimelius, 2002; Van den Berg e.a., 2010) of het standaard voorschrijven van orale supplementen (Ravasco e.a., 2005). Het persoonlijk advies heeft positieve effecten op het gewichtsbehoud, gewichtstoename en de kwaliteit van leven (Expertgroep landelijke richtlijn ondervoeding, 2012).

Bij vormen van kanker en behandeling waarbij vrijwel altijd ernstige voedingsproblemen optreden, zoals hoofd-halstumoren, tumoren van het maag-darmkanaal, omvangrijke operaties, intensieve radiotherapie, chemotherapie en chemoradiatie, dient de diëtist deel uit te maken van het multidisciplinaire behandelteam. De diëtist dient te anticiperen op de voedingsproblemen die worden verwacht. Het handelen volgens protocol en het systematisch proactief geven van voedingsadviezen heeft een positiever effect op de voedingstoestand dan het geven van voedingsadviezen op het moment dat de patiënt klachten aangeeft.

In een team is de diëtist verantwoordelijk voor de voedingszorg. In eerste instantie is dat individueel op de patiënt gericht. Achtereenvolgens doorloopt de diëtist de volgende stappen:

- Aanmelding: registratie van onder andere persoonsgegevens, medische gegevens en aanvullende gegevens.
- Diëtistisch onderzoek: zoals onderzoek naar verwachtingen, hulpvraag, medische voorgeschiedenis, huidige laboratoriumwaarden en stofwisselingsgegevens, psychosociale gegevens, eetgedrag en voedingstoestand (nutritional assessment) (zie Voedingsleer hoofdstuk 33 *'Voedingstoestand, klinische depletie en nutritional assessment'* door E. van den Hogen en hoofdstuk 35 *'Screenen op ondervoeding bij volwassenen'* door H. Kruizinga en A. Evers).
- Diëtistische diagnose: analyse van verkregen gegevens en formuleren van het kernprobleem.

- Vaststellen behandelplan/behandeling: bepalen van de doelstelling van de voedingsbehandeling als ondersteuning van de medische behandeling en het opstellen van het behandelplan, informeren van de verwijzer.
- Uitvoeren van behandeling.
- Evaluatie van resultaten en bijstelling van de doelstelling van behandeling.
- Afsluiting van behandeling: registreren van eindgegevens, reden van afsluiting, maken van vervolgafspraken dan wel overdracht, informeren verwijzer.

Daarnaast is de diëtist gericht op het initiëren en bevorderen van een goede voedingszorg binnen het werkveld. Het opstellen van protocollen, geven van onderwijs, maken van werkafspraken en participeren in zorgpaden met artsen, verpleegkundigen en verzorgenden, paramedici en beleidsmakers behoort ook tot het takenpakket van de diëtist.

In zorgpaden die oncologische patiënten doorlopen is voedingszorg een onderdeel, variërend van het niveau van zelfmanagement tot het niveau van gespecialiseerde dieetbehandeling. De diëtist bewaakt dat de voedingszorg op alle niveaus is gegarandeerd (*Zorgmodule Voeding*, 2012) en verwijst zonodig naar andere werkvelden dan wel collega's met oncologische specialistische kennis. In het zorgpad 'Voeding bij kanker' (2013) staat beschreven welk niveau van voedingszorg specifiek bij kanker gewenst is.

- *Zorgniveau 1*: zelfmanagement van de patiënt. De diëtist of andere zorgverleners zorgen dat informatie en materialen voor zelfzorg toegankelijk zijn.
- *Zorgniveau 2*: voedingszorg door zorgverleners (geen diëtist). De diëtist bevordert dat andere zorgverleners geïnformeerd zijn over voedingsadviezen bij kanker in het algemeen.
- *Zorgniveau 3*: basale diëtistische voedingszorg.
- *Zorgniveau 4*: in oncologie gespecialiseerde diëtistische voedingszorg.

5.8 Aanbevelingen voor de praktijk

Bij een goed voedingsbeleid bij kanker zijn de volgende stappen gegarandeerd:

- screening en selectie van patiënten die voedingszorg nodig hebben;
- een behandel- en vervolgbeleid van geselecteerde patiënten;
- afspraken over oncologische richtlijnen en protocollen;
- criteria voor verwijzing naar de diëtist, duidelijkheid over contactmogelijkheden met de diëtist;
- uitleg en informatie aan de patiënt en naasten over het nut en de noodzaak van een voedingsinterventie;
- tijdens opname een gevarieerd aanbod van voeding, waarbij rekening wordt gehouden met de wensen, eisen en beperkingen van voedingstoestand en klachten;
- informatie aan de poliklinische patiënt en naasten en bij ontslag om een goede voedingszorg thuis te realiseren voor een optimale voedingstoestand met zo min mogelijk klachten;

- goede ketenzorg door overdracht in de eerste, tweede en derde lijn;
- regelmatige evaluatie, multidisciplinair voedingsoverleg en zo nodig bijstelling van beleid.

Referenties

Berg MG van den, Rasmussen-Conrad EL, Wei KH, Lintz-Luidens H, Kaanders JH, Merkx MA. Comparison of the effect of individual dietary counselling and of standard nutritional care on weight loss in patients with head and neck cancer undergoing radiotherapy. *Br J Nutr* 2010;;04(6): 872–877.

CBO. *Richtlijn perioperatief voedingsbeleid.* Utrecht: Kwaliteitsinstituut voor de Gezondheidszorg CBO, 2007.

Expertgroep Cachexie IKZ. *Gewichtsverlies als kanker niet kan worden genezen.* Eindhoven: Integraal Kankercentrum Nederland, 2013.

Expertgroep landelijke richtlijn ondervoeding. *Richtlijn Ondervoeding bij patiënten met kanker (1.0).* Utrecht: Integraal Kankercentrum Nederland, 2012.

Fearon KCH. The 2011 ESPEN Arvid Wretlind lecture: Cancer cachexia: The potential impact of translational research on patient-focused outcomes. *Clinical Nutrition* 2012; 31: 577–582.

Fearon KCH, e.a. Definition and classification of cancer cachexia: An international concensus. *Lancet Oncol.* 2011; 12: 489–495.

Graeff A de, e.a. *Palliatieve zorg, richtlijnen voor de praktijk.* Utrecht: Integraal Kankercentrum Nederland, 2010.

KWF Kankerbestrijding. Voeding bij kanker. Brochure. Amsterdam: KWF Kankerbestrijding, 2011.

Lagendijk M, e.a. *Nut, noodzaak en risico's van antioxidanten tijdens chemo- en radiotherapie* (rapport). Utrecht: Landelijke Werkgroep Diëtisten Oncologie (LWDO), 2010.

Persson C, Glimelius B. The relevance of weight loss for survival and quality of life in patients with advanced gastrointestinal cancer treated with palliative chemotherapy. *Anticancer Res.* 2002; 22(6B): 3661–3668.

Ravasco P, Monteiro-Grillo I, Vidal PM, Camilo ME. Dietary counseling improves patient outcomes: a prospective, randomized, controlled trial in colorectal cancer patients undergoing radiotherapy. *J Clin Oncol.* 2005; 23(7): 1431–1438.

Signaleringscommissie KWF Kankerbestrijding. *Kanker in Nederland tot 2020.* Amsterdam: KWF Kankerbestrijding, 2011.

Uster A, e.a. Influence of a nutritional intervention on dietary intake and quality of life in cancer patients: A randomized controlled trial. *Nutrition* 2013; 29: 1342–1349.

Velde C van de, Graaf W van der, Vermorken J, e.a. (red.). *Oncologie,* achtste druk. Houten: Bohn Stafleu van Loghum, 2011.

Vogel J, Beijer S, Doornink N, Wipkink A. *Handboek Voeding bij kanker.* Utrecht: De Tijdstroom, 2012.

Wereld Kanker Onderzoeks Fonds. *Gids voor voeding en leefstijl na kanker.* Amsterdam: WKF, 2011.

World Cancer Research Fund. *Food, Nutrition, Physical Activity and the Prevention of Cancer. A Global Perspective.* Washington DC: World Cancer Research Fund International, 2007.

Zorgmodule Voeding. Amsterdam: Nederlandse Vereniging van Diëtisten, 2012.

Zorgstandaard Kanker 2014. Nederlandse Federatie van Kankerpatiëntverenigingen, Integraal Kankercentrum Nederland, KWF-Kankerbestrijding.

Zorgpad Voeding bij kanker. Eindhoven: Maxima Medisch Centrum, Landelijke Werkgroep Diëtisten Oncologie, Integraal Kankercentrum Nederland, 2013.

Websites

www.oncologiedietisten.nl
www.voedingenkankerinfo.nl
www.oncoline.nl/voedings-en-dieetbehandeling
www.kanker.nl
www.iknl.nl
www.kwfkankerbestrijding.nl
www.wcrf.nl
www.oncoline.nl
www.cijfersoverkanker.nl
www.sibopmaat.nl